먹어서 약이 되는
음식 *153*선

먹어서 **약**이 되는
음식 *153* 선

이즈카 리스코 지음 | 김숙이 옮김

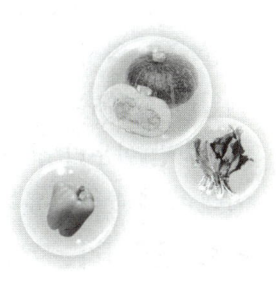

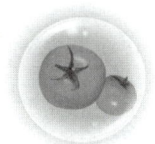

아카데미북

머리말

일본은 세계 최고의 장수국이다. 세계 보건 기구(WHO)의 발표에 따르면, 몇 살까지 건강하게 살 수 있는가를 나타내는 건강 수명이 일본은 남성 71.9세, 여성 77.2세, 평균 74.5세로 세계 1위이고, 평균 수명 역시 80.9세로 1위다. 건강 수명이 2위인 국가는 오스트레일리아, 3위는 프랑스, 4위는 스웨덴, 5위는 스페인이다.

하지만 아무리 장수대국이라고 해도, 사람들은 저마다 노후의 건강에 대해 불안감을 갖고 있다. 그래서 나는 그러한 불안감을 해소하고, 건강이라는 재산을 지킬 수 있는 방법을 주제로 잡아 이 책을 집필했다.

최근 연구에서 사람의 유전자(DNA)는 질병과 노화의 진행 상태, 그리고 수명과 깊이 관련되어 있다는 사실이 밝혀졌다. 이 연구는 앞으로 더욱더 진척되어 여러 가지 유전자 치료가 활발하게 진행될 것이다. 그렇다고 해서 모든 병이 선천적인 유전자에 의해 이미 정해져 있다는 것은 아니다. 환경과 생활 습관 같은 후천적 요인이 더 깊이 관련되어 있다. 이를테면 대기 오염과 수질 오염, 자외선, 건강을 해치는 생활, 스트레스 등 후천적인 악조건으로 유전자가 손상을 입는 경우가 더 많다.

보통 우리 몸에는 손상된 유전자를 스스로 치료하는 기능이 있지만, 이러한 악조건이 계속해서 거듭되면 그 치료가 불가능해진다. 결국 유전자는 파괴되고 암을 비롯한 각종 성인병에 걸리게 된다.

그러므로 평상시에 우리 몸 속의 면역력과 저항력을 높여 주는 생활 습관, 특히 식생활과 운동, 휴식을 통하여 유전자 손상을 미리 방지하고 회복력을 길러 주는 것이 노화를 늦추고 건강 수명을 늘리는 방법이다. 그 가운데 식생활의 비중이 매우 높다는 것이 역학 조사를 통해 과학적으로 증명되었다.

야채와 과일을 많이 섭취하면 암 예방에 도움이 된다는 보고서가 1990년 미국에서 발표되자, 어떤 성분이 유효한 것인지 과학적으로 증명하는 프로젝트가 미국 국립 암 연구소를 중심으로 기획되었다. 그것은 '디자이너 푸드(목적에 맞게 여러 가지를 조제한 영양 보강 식품-옮긴이) 계획'으로, 식물성 식품 약 40가지를 그 중요도에 따라 피라미드 모양으로 구분하여 발표했다.

중요도가 높은 식품은 마늘, 양배추, 감초, 콩, 생강, 당근, 셀러리, 양파, 차, 터머릭(인도산 심황 : 향신료로서 카레가루에 노란색 물을 들이는 착색료로 쓰이고, 염료나 지혈제의 한방약으로도 사용된다 - 옮긴이), 브로콜리, 꽃양배추, 토마토, 가지, 시금치, 감귤류 등이다.

이 책은 160여 가지의 식품에 대한 유효 성분과 약효, 기능 등을 알기 쉽도록 간단 명료하게 정리했다. 이들 각 식품의 특징을 파악하여 자신의 체질에 맞는 균형 잡힌 식생활을 통해 젊고 건강해지는 데 필요한 스태미나를 기를 수 있기를 바란다.

균형 잡힌 식생활을 한마디로 말하면 '식품의 구성법' 이다. 아무리 뛰어난 성분을 함유하고 있는 식품이라도 그 하나만으로는 완전하지 않고, 지나치게 섭취하면 오히려 몸을 해롭게 한다. 앞에서 말한 '디자이너 푸드'에서 제일 먼저 나온 마늘도 당연히 과잉 섭취하면 체질에 따라 부작용이 생긴다. 당근도 장수에 빼놓을 수 없는 야채지만, 지나친 섭취는 혈압의 상승을 불러일으킨다.

디자이너 푸드에서 중요도가 높은 '마늘, 당근, 가지를 매일 먹고 있으니 야채의 섭취는 완벽하다'는 생각은 잘못된 것으로, 이는 그 구성만으로는 비타민 C를 충분히 섭취할 수 없기 때문이다. 모든 식품의 성분을 자세하게 알기는 힘들겠지만, '감기 기운이 있으니 비타민 C를 많이 섭취하자' '피곤하고 온몸이 나른하니 비타민 B_1이 많이 들어 있는 식품을 먹자' '몸에 기운이 없는데 어떤 음식을 먹으면 좋을까······' 등 자신의 몸 상태에 따라 이 책을 활용하면 균형 잡힌 식사를 자연스럽게 할 수 있을 것이다.

식사를 통해 혈압을 안정시키고, 혈중 콜레스테롤과 중성 지방, 요산, 당 등의 수치를 정상적으로 유지하여 건강한 삶을 평생 동안 누리며 살아가기를 바란다. 나 자신도 체질상으로는 결코 건강하다고 할 수는 없다. 원래부터 허약 체질이라 식사와 생활 리듬을 규칙적으로 하고, 건강을 위해 조금씩 애쓴 결과 '질병과 노화를 방지하는 식생활의 중요성'이라는 주제를 갖고 일도 계속할 수 있었다.

나는 평소 사람들에게 우리의 생명을 지켜 주는 식생활의 중요성을 널리 알리고 싶었기 때문에, 이 책이 다소 도움이 된다면 무척 기쁠 것이다. 이 책을 출간해 주신 여러분께 깊은 감사를 드린다.

지은이

차 례

머리말 • 4

제1장 젊음을 유지해 주는 음식

혈액 순환과 노화 방지를 도와주는 명란젓 ——— 20
기억력과 집중력을 높이는 계란 ——— 21
시력을 좋게 하는 블루베리 ——— 22
새조개로 윤기 흐르는 머릿결을 만든다 ——— 23
몸 속의 녹을 제거하는 자색 고구마 ——— 24
젊음을 되찾아 주는 성게 ——— 25
장수를 도와주는 무말랭이 ——— 26
비만과 거친 피부에 효과 만점인 낫또 ——— 27
기억력을 좋게 하는 전갱이 ——— 28
암과 노화를 예방하는 참깨 ——— 29
녹차의 노화 방지 능력은 비타민 E의 50배 ——— 30
암에 강한 채소 브로콜리 ——— 31
기억력 향상과 치매 예방에 좋은 가다랑어 ——— 32
중장년층에게 좋은 방어 스테이크 ——— 33
피로 회복과 성인병 예방에 좋은 메밀 ——— 34
빈혈약이 필요 없는 꽁치 ——— 35
부종과 비만 예방에 탁월한 호박 ——— 36
노화와 치매 예방에 좋은 정어리 ——— 37
오래 씹어 먹는 사람이 젊고 건강하게 산다 ——— 38

암 예방과 미백 효과에 좋은 된장 —————————— 39
고열·설사·배탈·식중독의 즉효약, 청매실 —————— 40
젊음과 활력을 주는 영양소의 보고, 누에콩 —————— 41
노화 방지와 강장 효과가 뛰어난 별빙어 ——————— 42
장수를 위한 식사법 —————————————— 43
간장을 보호하고 치매를 예방하는 콩 ———————— 44
젊음을 유지시켜 주는 날치 ——————————— 45
유방암과 결장암을 예방하는 청어 ————————— 46
동맥 경화를 예방하는 도루묵 —————————— 47
빈혈과 새치에 좋은 목이버섯 —————————— 48
먹어서 약이 되는 음식 ————————————— 49

제2장   피로를 풀어 주는 음식

식중독과 설사에 좋은 마늘 ——————————— 54
만성 피로를 말끔히 풀어 주는 양파 ————————— 55
당근 반 개로 미인이 될 수 있다 —————————— 56
피로 물질을 분해하는 그린피스 —————————— 57
가장 값싼 스트레스 해소제, 식초 ————————— 58
빈혈을 예방하는 시금치 ———————————— 59
피부 미용과 뇌에 좋은 연어 ——————————— 60
나른한 몸을 활력 있게 바꿔 주는 풋콩 ——————— 61

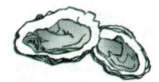

식욕을 돋우고 기력을 보강하는 오크라 —————— 62
항암 식품으로 각광 받는 매실장아찌 —————— 63
기력을 높이고 감기를 예방하는 청매실 꿀조림 —— 64
피로를 빨리 풀어 주는 흑설탕 ————————— 65
빈혈과 황달에 좋은 바지락 —————————— 66
변비와 성인병을 예방하는 보리밥 ——————— 67
피로 회복과 소화를 도와주는 파인애플 ————— 68
피로와 권태를 물리치는 부추 ————————— 69
몸의 열기를 식혀 주는 여름 채소, 여주 ————— 70
뼈의 노화 방지와 생리 불순에 좋은 대합조개 —— 71
칼슘과 단백질을 보충하는 강낭콩 ——————— 72
하루 10알의 은행을 먹으면 정력이 강해진다 —— 73
저항력과 면역력을 높여 주는 지치 ——————— 74
체력과 스태미나를 보강하는 아스파라거스 ——— 75
아침 식사 대용으로 좋은 바나나 ———————— 76
미열과 비만에 좋은 나도팽나무버섯 —————— 77
더위와 냉방병에는 동아가 최고 ———————— 78
간장과 근육을 튼튼하게 해주는 전복 —————— 79
영국 왕실이 애용하는 천연 영양제, 로열 젤리 —— 80
심장과 폐장을 튼튼하게 해주는 백합 뿌리 ——— 81
한여름의 불로장생약, 수박 —————————— 82
허약 체질을 개선하는 벌의 유충 ———————— 83
먹어서 약이 되는 음식 ———————————— 84

제3장 병을 예방해 주는 음식

골다공증을 예방하는 식초 — 90
당뇨병과 비만을 예방해 주는 대구 — 91
위암을 예방하는 양파 — 92
고혈압과 뇌출혈을 예방하는 가지 — 93
노화와 질병의 원인을 제거해 주는 피망 — 94
심장병과 불임증에 좋은 호두 — 95
빈혈을 예방하는 파슬리 — 96
성인병과 변비를 치료하는 미역 — 97
피부 질환 치료제, 우엉 — 98
동맥 경화와 심장병을 예방하는 레드와인 — 99
당뇨병을 치료하는 식사법 — 100
새우 꼬리가 암을 예방한다 — 101
혈액 순환과 피로 회복에 좋은 산파 — 102
괴혈병과 당뇨병에 좋은 감자 — 103
월경 불순과 갱년기 증상에는 사프란 — 104
성인병과 노화를 예방하는 정어리 — 105
담석과 피로 회복에 좋은 식품, 오징어 — 106
펠라그라를 예방하는 느타리버섯 — 107
추위와 바이러스를 물리치는 금귤 — 108
골다공증을 예방하는 식사법 — 109
저항력과 면역력을 높이는 녹황색 채소 — 110

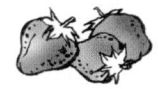

대장암을 방지하는 음식 ——————————— 111
비타민 E가 심장 질환을 예방한다 ——————— 112
알레르기 체질을 개선하는 수송나물 ——————— 113
콜레스테롤을 억제하는 양송이버섯 ——————— 114
지방간과 동맥 경화에 좋은 청어 알 ——————— 115
간 질환과 위장병에 좋은 심황 ————————— 116
기초 체력을 길러 주는 떡국 —————————— 117
아토피를 치료하는 식사법 ——————————— 118
혈관을 튼튼하게 하는 명일엽 —————————— 119
간경변증을 유발하지 않는 음주법 ———————— 120
암을 억제하는 음식 ——————————————— 121
고혈압의 특효약, 미역귀 ———————————— 122
먹어서 약이 되는 음식 —————————— 123

제4장   날씬하고 예뻐지는 음식

아보카도는 잔주름을 예방하는 영양 크림 ———— 128
고추의 매운맛으로 날씬해진다 ————————— 129
피부 미용과 다이어트에 좋은 시메지버섯 ———— 130
다이어트할 때는 피조개로 철분을 보충한다 ——— 131
부종과 비만에 좋은 율무 ———————————— 132
피부의 노화를 예방하는 가자미 ————————— 133

양귀비의 미모를 유지해 준 리찌 ─────── 134
빈혈과 미용에 좋은 다랑어 ─────── 135
장을 튼튼하게 하는 요구르트 ─────── 136
최고의 다이어트 식품, 한천 ─────── 137
비타민 C가 풍부한 꽃양배추 ─────── 138
영양 만점의 건강식, 깨소금무침 ─────── 139
촉촉하고 윤기 나는 피부로 가꿔 주는 삼치 ─────── 140
비만과 대장암을 예방하는 팽나무버섯 ─────── 141
여름에 살찌지 않는 식생활법 ─────── 142
중성 지방을 억제하는 죽순 ─────── 143
비만을 예방하는 배추 ─────── 144
부기를 내려 주는 꿀초 다시마 ─────── 145
잔주름을 방지하고 탄력 있는 피부로 만드는 법 ─── 146
원기를 돋우는 대표적인 식품, 미꾸라지 ─────── 147
변비의 특효약, 고구마 ─────── 148
눈을 밝아지게 하는 소라 ─────── 149
여드름을 치료하는 식생활 ─────── 150
중성 지방을 조절하는 과일 식용법 ─────── 151
파슬리를 이용한 여러 가지 조리법 ─────── 152
변비의 치료와 예방에 좋은 토란 ─────── 153
피로 회복에 좋은 여름 과일, 복숭아 ─────── 154
아름다운 머릿결을 유지하는 식생활 ─────── 155
주름을 예방하는 아귀 ─────── 156

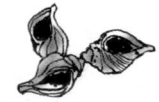

변비와 비만을 예방하는 에린지버섯 —————— 157
체질량 지수로 비만도를 측정한다 —————— 158
거친 피부와 탈모에 좋은 쑤기미 —————— 159
비만과 당뇨병 예방에 좋은 뱅어 —————— 160
먹는 영양 크림, 두리안 —————— 161
먹어서 약이 되는 음식 —————— 162

제5장 컨디션이 좋아지는 음식

골다공증을 예방하는 우유 —————— 168
악성 빈혈을 예방하는 김 —————— 169
커피는 창조력과 사고력을 높인다 —————— 170
딸기 10개로 스트레스를 물리친다 —————— 171
고추냉이의 매운맛이 활력을 높인다 —————— 172
갱년기 장애를 예방하는 두부 —————— 173
신진대사를 활발하게 하는 그레이프 프루트 —————— 174
노폐물 배설 작용을 돕는 코코아 —————— 175
혈관의 파열을 방지하는 오렌지 —————— 176
몸의 열을 없애고 청량감을 주는 오이 —————— 177
정력과 활력을 되찾아 주는 무화과 —————— 178
소화와 배변을 도와주는 키위 —————— 179
빈혈과 냉증을 개선하는 차조기 —————— 180

자궁 출혈을 멈추게 하는 쑥 —————— 181
위와 장을 튼튼하게 하는 쑥갓 —————— 182
악취와 숙취 제거에 좋은 감 —————— 183
소화를 촉진하는 산초 열매 —————— 184
잃어버린 입맛을 찾아 주는 양하 —————— 185
부종을 없애 주는 멜론 —————— 186
고혈압을 예방해 주는 파드득나물 —————— 187
숙면과 피로 회복에 좋은 귤의 진피 —————— 188
현기증을 없애 주는 국화 —————— 189
해독 작용이 탁월한 미나리 —————— 190
원기를 길러 주는 땅두릅 —————— 191
고영양 녹황색 채소, 미즈나 —————— 192
초기 감기와 어깨 결림에 좋은 갈근탕 —————— 193
변비와 피로 회복에 좋은 배 —————— 194
봄철 식욕을 돋우는 머위 —————— 195
암세포를 죽이는 송이버섯 —————— 196
먹어서 약이 되는 음식 —————— **197**

제6장 스태미나를 보강하는 음식

식후에 사과를 먹으면 의사가 필요 없다 —————— 202
성장 발육을 촉진하는 다시마 —————— 203

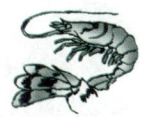

궤양 치료에 효과적인 양배추 ——————— 204
톳의 칼슘 함유량은 우유의 14배 ——————— 205
비타민 C의 활동을 높이는 후추 ——————— 206
식물 섬유의 보고, 콩비지 ——————— 207
위통과 여드름에 좋은 알로에 ——————— 208
혈액의 노화를 방지하는 크레송 ——————— 209
초기 감기에 좋은 대파 ——————— 210
식욕 증진과 독성을 중화시키는 생강 ——————— 211
정력을 좋게 하는 문어 ——————— 212
오장을 이롭게 하는 순무 ——————— 213
간 기능을 강화시키는 요구르트 ——————— 214
바다의 우유, 굴 ——————— 215
관절의 통증을 완화시켜 주는 김 ——————— 216
몸의 기능을 향상시켜 주는 청대 완두 ——————— 217
술을 건강하게 마시기 위한 술안주 ——————— 218
신경계를 조절하는 유채 ——————— 219
고단백질 요리의 디저트로 좋은 파파야 ——————— 220
에이즈 증상을 억제하는 마이다케버섯 ——————— 221
성장기 어린이와 노인을 위한 영양식, 치즈 ——————— 222
조혈 작용을 도와주는 함박조개 ——————— 223
동맥 경화와 뇌출혈을 예방하는 귤 ——————— 224
변비와 소화를 돕는 토마토 ——————— 225
비타민 D를 생성하는 표고버섯 ——————— 226

저혈압으로 생긴 불쾌한 증상을 개선하는 법 —— 227
뱃속을 부드럽게 해주는 무조림 —— 228
뼈가 튼튼해지는 정어리 —— 229
'백약의 으뜸'이 되게 하는 음주법 —— 230
스테로이드 호르몬을 생성하는 메캬베츠 —— 231
위장 장애를 극복하는 식사법 —— 232
피부 탄력성을 높여 주는 연근 —— 233
7가지 채소로 무병장수를 기원한다 —— 234
온몸의 활력을 높여 주는 과일의 왕, 망고 —— 235
먹어서 약이 되는 음식 —————————— 236

부록
알아두면 도움이 되는 각종 영양소에 대한 상식 —— 241

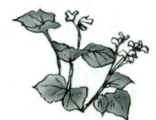

제1장
젊음을 유지해 주는 음식

혈액 순환과 노화 방지를 도와주는 명란젓

명란젓은 명태의 알을 염장한 식품으로, 비타민 E와 B_1, B_2, 니아신, B_6, B_{12}가 많이 함유되어 있다. 비타민 E의 함유량은 대구 토막의 12배, 계란 노른자의 3배가 넘는다. 이 밖에 비타민 A도 있고, 비타민 E와 B군의 상승 작용으로 피부가 매끄럽고, 저항력이 높아지며, 말초 혈관의 혈액 순환이 원활해져 노화 방지에도 효과적이다.

아연은 대구 토막의 7배나 함유하고 있다. 아연이 부족하면 성장을 방해하고, 피부가 거칠어지고, 미각에 장애를 일으킨다. 또한 생명 유지에 깊이 관련되어 있고, 산소 활성화에도 꼭 필요한 미네랄이다.

하지만 콜레스테롤이 많고 염장 식품이기 때문에 염분도 많아서 지나치게 섭취하면 오히려 몸에 해롭다. 그러므로 다른 첨가물이 없고 염분도 비교적 적게 들어 있는 것을 골라 야채와 곁들여 먹어야 한다.

제철에는 염장하지 않은 명란이 나오는데, 간장, 미림, 청주를 넣고 살짝 데치면 맛있고 영양이 풍부한 요리가 된다.

기억력과 집중력을 높이는 계란

　계란에 들어 있는 단백질은 성장과 노화 방지에 빼놓을 수 없는 필수 아미노산을 모두 함유하고 있고, 소화 흡수도 매우 잘되는 식품이다. 비타민 C를 제외한 모든 비타민이 들어 있으며, 특히 B_2가 풍부하다.

　계란 노른자에는 레시틴이라는 인지질이 많이 들어 있다. 레시틴은 우리 몸의 각 조직에 함유되어 있으며, 신경계를 구성하는 중요한 물질이다. 레시틴이 부족하면 뇌 기능이 저하되어 기억력과 집중력이 떨어지고, 치매의 원인이 될 수도 있다. 또한 레시틴에는 유화(乳化) 작용이 있어서 혈액 순환이 원활해져 산소와 영양소를 온몸에 보내 전신에 활력을 준다.

　하지만 계란 노른자에는 콜레스테롤이 100g당 1,300mg이나 들어 있기 때문에 과식하지 않도록 주의해야 한다. 100g이라면 계란 노른자 약 4개분에 해당하는 양이다.

　계란은 버터나 햄, 베이컨, 생크림 같은 동물성 지방과 함께 섭취하는 것을 피하고, 식물성 기름으로 요리하여 지방산의 균형을 맞춰 주어야 한다. 특히 식물 섬유와 비타민 C가 많이 함유된 야채를 곁들이면 6대 영양소를 고르게 섭취할 수 있다. 이는 식물 섬유가 콜레스테롤의 흡수를 억제하여 고콜레스테롤 혈증이나 동맥 경화를 방지해 주기 때문이다.

시력을 좋게 하는 블루베리

블루베리는 짙은 청자색의 작고 둥근 열매다. 새콤달콤한 맛이 나며, 날것으로 먹거나, 말린 과일, 잼, 과실주, 주스 등에 이용하기도 한다.

최근에는 시력을 향상시키는 데 큰 효과가 있다고 알려져 '눈에 좋은 과실'로 각광 받고 있다. 눈의 망막 속에는 로돕신이라는 색소체가 있어서 빛의 자극을 느끼는데, 블루베리는 로돕신의 재합성 기능을 높이는 작용을 한다. 또한 희미한 불빛에서도 사물을 잘 볼 수 있는 효능이 있다. 이러한 효능 때문에 유럽의 비행 조종사들은 블루베리를 늘 먹는다. 이 밖에 블루베리의 자색 색소에는 강력한 항산화 작용이 있다.

조리법
① 말린 블루베리가 잠길 만큼 물을 붓고, 여기에 약간의 적포도주와 꿀을 넣고 블루베리가 부풀어 오를 때까지 중불에서 끓인다.
② ①을 플레인 요구르트에 넣어 날마다 먹으면 눈이 건강해진다. 또한 장을 튼튼하게 하며, 노화 방지에도 좋다.

새조개로 윤기 흐르는 머릿결을 만든다

새조개는 석패목(石貝目) 새조개과에 속하고, 겨울부터 4~5월까지가 제철이다. 새조개란 이름은 새의 발과 머리 부분이 닮아서 붙여진 것이지만, 다른 한편으로는 닭고기와 비슷한 맛이 나기 때문이라고도 한다.

영양소를 살펴보면, 조개 가운데 떡조개 다음으로 단백질 함유량이 많아 굴이나 대합, 키조개의 2배가 넘는다. 더욱이 필수 아미노산 수치(필수 아미노산 구성을 나타낸다. 최고치가 100)가 87인 양질의 단백질이 들어 있어 신체의 활력을 높여 준다.

맛을 내는 성분인 글루타민산과 아스파라긴산이 풍부하고, 간장에 중요한 메티오닌도 다량 함유되어 있다. 메티오닌은 머리카락의 주성분으로, 머릿결의 노화를 막아 준다. 이 밖에 비타민 B_1과 철이 풍부하게 들어 있어서 피로와 빈혈을 예방하는 데 매우 효과적이다.

새조개를 날것으로 먹으면 육질이 부드럽고, 닭고기처럼 담백하며, 단맛이 난다. 새조개는 삶아서 먹는 것보다 날로 먹는 것이 훨씬 맛있으며, 흑자색으로 윤기가 흐르고 육질이 두툼한 것이 최상급에 속한다.

몸 속의 녹을 제거하는 자색 고구마

흔히 일반적으로 먹고 있는 고구마는 껍질이 붉고, 단맛이 강하며, 육질은 흰색이나 노란색이다.

최근 들어 육질이 자색, 오렌지색, 짙은 노란색 등 색깔이 화려한 고구마가 많이 나오고 있다. 단맛은 적지만 화려한 색깔의 고구마에는 폴리페놀이 많이 들어 있어 주목을 받고 있다. 폴리페놀은 식물에 많이 들어 있는 유기 화합물로, 강력한 항산화 작용을 하여 노화를 촉진하는 활성 산소를 제거한다.

활성 산소는 스트레스, 피로, 다이옥신, 자외선 등이 원인이 되어 몸 속에서 점점 증가하는데, 이런 활성 산소를 제거하는 기능이 고구마에 들어 있다.

조리법
① 고구마의 껍질을 벗겨서 으깬다.
② ①에 꿀을 넣어 단맛을 가미한 뒤 적포도주, 버터, 소금 등으로 맛을 내어 불에 올려놓고 천천히 젓는다.
③ 으깨진 고구마가 따뜻할 때 랩으로 싸서 적당한 모양을 만든다.

젊음을 되찾아 주는 성게

글리신, 알라닌, 글루타민산, 발린, 메티오닌, 이노신산 같은 아미노산이 풍부하고, 단백질은 오징어와 거의 비슷하다.

성게의 독특하고 짙은 맛은 오징어의 8.5배나 들어 있는 지방 때문이다. 지방은 불포화 지방산인 EPA(에이코사펜타엔산)와 올레산이 풍부하게 함유되어 있고, 필수 지방산인 리놀산과 리놀렌산도 들어 있다. 다만 콜레스테롤이 많은 편인데, 그것도 한 번에 먹는 양이 20g 전후이므로 고콜레스테롤 혈증이 아니라면 크게 염려할 필요는 없다.

비타민의 보고로, 비타민 A와 카로틴은 어패류 가운데 비교적 많이 들어 있는 편이다. 말초 혈관의 혈액 순환과 성호르몬 분비를 원활하게 하며 젊어지는 데 중요한 역할을 하는 비타민 E도 풍부하다. 또한 피로 회복에 좋은 비타민 B_1과 B_2, 대사를 촉진하여 악성 빈혈과 신경 질환을 방지하는 B_{12} 등 비타민 B군도 풍부하다.

이 밖에 미각 장애와 피부염을 막아 주고, 생식 능력을 높여 주는 아연이 풍부하게 들어 있다. 신선한 성게 알을 고추냉이, 푸른 차조기, 김, 레몬즙에 곁들여서 먹으면 젊음을 되찾게 해준다.

장수를 도와주는 무말랭이

　무말랭이는 자연의 은총이 가득한 보존 식품이다. 무를 채치거나 직사각형, 또는 둥글게 잘라 수분이 20% 이하가 될 때까지 말려 곰팡이가 슬지 않게 보존한다. 잘 말릴수록 단맛이 강하고 씹는 맛도 좋아지는 뛰어난 건강 장수 식품이다.

　무말랭이에는 칼슘이 매우 많이 들어 있다. 성인의 경우 약 1kg의 칼슘이 체내에 함유되어 있는데, 그 대부분은 뼈와 치아에 들어 있다. 칼슘은 뼈와 치아를 튼튼하게 하는 필수 성분이다. 칼슘과 인의 비율도 알맞아 체내 흡수율이 매우 좋다. 더욱이 무를 말리면 비타민 D가 증가하는데, 비타민 D는 칼슘의 흡수를 도와 뼈와 치아의 노화를 억제하는 능력을 높여 준다.

　비타민 A와 카로틴은 원래 무 자체에 들어 있지 않으므로 무말랭이에도 없다. 하지만 비타민 B_1, B_2, 니아신, 철, 칼륨 등이 풍부하고, 비타민 C의 함유량은 생무보다도 오히려 더 많이 들어 있다. 식물 섬유는 생무의 약 17배에 달해 대장암, 심장병 같은 현대병 예방에 뛰어난 식품이다. 무말랭이에 카로틴이 풍부한 당근을 곁들여서 먹으면 그야말로 최고의 장수 요리가 된다.

비만과 거친 피부에 효과 만점인 낫또

삶은 콩에 낫또균을 넣어 발효시킨 낫또(일본의 대표적인 전통 음식으로 우리나라의 청국장과 유사하다)의 유효 성분이 잇따라 밝혀지면서 주목을 받고 있다.

낫또균은 콩의 영양 성분을 분해하여 체내에 잘 흡수되도록 도와주며, 소화도 잘된다. 전분을 분해하는 아밀라아제, 단백질을 아미노산으로 분해하는 프로테아제, 지방을 분해하는 리파아제 등 3대 영양소의 분해 효소와 혈전 용해 효소인 나토키나제가 풍부하게 들어 있어 동맥 경화와 뇌졸중, 심근 경색을 예방하고 혈관의 노화를 억제한다.

낫또는 삶은 콩에 비해 비타민 B_2가 6배나 늘어난다. 지방 대사와 피부에 중요한 성분인 B_2는 비만과 피부가 거칠어지는 것을 방지한다. 이 밖에 활성 산소를 억제하는 항산화 물질인 콩 사포닌, 이소플라본, 비타민 E가 들어 있고, 골다공증을 방지하는 칼슘과 비타민 K_2도 풍부하다.

낫또에는 카로틴과 비타민 C가 없으므로 푸른 차조기를 곁들여 먹으면 영양 균형이 완벽해진다. 또한 낫또에 양념으로 곁들이는 파는 비타민 B_1의 흡수를 높이며, 여기에 참깨를 첨가하면 스태미나 음식이 된다.

기억력을 좋게 하는 전갱이

　가정에서 흔히 먹는 전갱이는 사시사철 잡히는데다, 맛도 담백하고 요리법도 다양하다. 주된 종류는 전갱이, 갈전갱이, 줄전갱이, 눈전갱이 등이 있다. 가장 맛있는 것은 줄전갱이로, 생선회와 생선초밥에 사용되는 고급 생선이다.

　전갱이의 주성분은 단백질이며, 필수 아미노산이 고르게 들어 있다. 맛 성분인 글리신, 알라닌, 글루타민산, 이노신산 같은 아미노산도 풍부하다. 정어리나 꽁치, 고등어에 비해 지방 함유량이 절반 정도이므로, 비교적 선도가 유지되어 체내에서 부패되는 과산화지질의 생성을 억제한다. 지방에는 불포화 지방산인 EPA와 DHA(도코사헥사엔산)가 많아 혈중 콜레스테롤을 억제하고, 혈전을 방지하며, 기억력을 좋게 한다.

　비타민으로는 B_1, B_2, 니아신, B_6, B_{12} 같은 B군이 많이 들어 있고, 칼슘의 흡수를 도와주는 비타민 D도 풍부하다. 미네랄은 아연과 구리가 풍부하고, 칼슘 함유량은 많지 않지만 새끼 전갱이를 뼈째 먹을 수 있도록 요리하면 10배 이상 섭취할 수 있다. 기름에 2회 튀기거나 식초와 매실장아찌를 넣고 오랫동안 조리면 뼈째 먹을 수 있어 영양가도 높아진다.

암과 노화를 예방하는 참깨

　참깨는 45~55%의 지방질이 들어 있고, 단백질, 탄수화물, 비타민 등이 풍부하며, 열량도 높아 옛부터 조미료로 널리 이용되고 있다. 단백질은 생선이나 육류만큼 들어 있으며, 간장에 중요한 아미노산 트립토판과 메티오닌이 풍부하여 매우 뛰어난 식물성 단백질이다.

　지방에는 불포화 지방산인 리놀산과 올레산이 주종이며, 콜레스테롤을 억제하여 동맥 경화를 방지한다. 또한 항산화 작용이 강한 세사미놀 같은 여러 종류의 물질이 들어 있고, 비타민 E, B군, 철, 칼슘, 칼륨, 마그네슘, 아연, 구리가 매우 풍부하다.

　피로와 시력 감퇴를 예방하고, 매끄러운 피부와 윤기 나는 머릿결을 유지하도록 도와준다. 이 밖에 암과 노화의 원인인 활성 산소를 억제하고 제거하는 효능도 있다. 참깨는 소화가 잘되지 않으므로 영양가를 모두 흡수하려면 빻아서 먹어야 한다.

참깨죽 조리법
① 볶은 참깨를 가루로 만든다.
② 불린 쌀을 냄비에 넣고 물을 부은 후 밑이 눌어붙지 않도록 주걱으로 저어 가며 뭉근히 끓인다.
③ 쌀알이 어느 정도 퍼지면 참깨가루를 넣고, 약한 불에서 쌀알이 푹 퍼지도록 젓는다.

녹차의 노화 방지 능력은 비타민 E의 50배

녹차는 항암, 살균, 방취, 고혈압과 심장병, 충치 예방, 노화 방지 등 그야말로 만병통치의 효능을 지니고 있다.

대표적인 유효 성분은 카테킨으로, 떫은맛 성분인 탄닌의 주요 성분이다. 카테킨은 노화의 원인인 과산화지질을 강력하게 억제하며, 노화 방지 효능을 가진 비타민 E의 50배가 넘는다. 이 밖에 플라보놀, 사포닌, 감마 아미노낙산, 비타민 C, 엽록소 등도 많이 함유하고 있다. 이들은 지방 대사를 도와 동맥 경화를 방지하고 혈압을 내린다.

녹차, 홍차, 커피 같은 음료에는 카페인이 많이 들어 있다. 카페인은 대뇌의 중추 신경을 자극하여 졸음을 쫓아 내고 머리를 맑게 한다. 뿐만 아니라 이뇨와 피로 회복에도 효과가 있고, 마음을 가라앉힌다.

'하루 지난 차는 마시지 말라'는 말이 있다. 이는 찻잎에 들어 있는 단백질이 여름에는 하루만 지나도 부패할 염려가 있기 때문이다. 차 찌꺼기에 남아 있는 탄닌도 하루만 지나면 산화해 버린다.

암에 강한 채소 브로콜리

　최근 들어 영양가가 높은 야채로 알려져 수요가 급증하고 있는 브로콜리는 11월에서 3월까지가 제철이다.
　야채인데도 당질과 단백질이 많이 들어 있고, 비타민 B_1, B_2, C도 풍부하다. 비타민 C의 함유량은 토마토의 8배나 된다. 비타민 C는 혈관을 튼튼하게 하고, 스트레스에 대한 저항력을 길러 준다. 특히 브로콜리 같은 겨자과 야채에는 암에 대한 방어 작용도 있다.
　흔히 브로콜리의 색깔이 짙은 녹색이어서 카로틴 함유량이 많을 것으로 생각하기 쉽지만, 당근의 10분의 1밖에 되지 않는다. 하지만 비타민 E의 함유량은 야채 가운데 가장 많다.
　이 밖에 비타민 B_1, B_2, B_6, K, 엽산, 판토텐산, 철, 칼륨, 마그네슘, 아연, 구리 등의 비타민과 미네랄이 풍부하게 들어 있다. 다만 함유된 칼슘과 인의 비율이 좋지 않기 때문에 칼슘의 흡수율이 떨어진다.
　데친 브로콜리에 김, 참깨, 뱅어포, 가다랑어포를 뿌려 먹으면 칼슘은 물론, 모든 비타민과 미네랄을 골고루 섭취할 수 있고, 흡수도 잘된다.

기억력 향상과 치매 예방에 좋은 가다랑어

　남해와 제주도 근해에서 주로 볼 수 있는 가다랑어는 우리나라의 경우 약 18여 종이 알려져 있다.
　초여름의 가다랑어는 담백한 맛이 나고, 가을에는 지방이 증가하여 짙은 맛이 난다. 가을 가다랑어의 지방 함유량은 초여름의 10배가량 된다. 주성분인 단백질은 육류보다 많으며, 어류 가운데 최고다. 아미노산 수치도 100이나 되며 흡수율도 높다.
　지방 함유량은 시기에 따라 차이가 나지만 고등어와 꽁치에 비해 DHA가 매우 많다. DHA는 혈액 순환을 원활하게 해주고, 동맥 경화, 심근 경색, 협심증을 예방한다. 특히 뇌세포를 활성화하여 학습 능력과 기억력을 향상시키며, 치매를 예방한다.
　가다랑어의 등 푸른쪽에는 빈혈을 예방하는 철분이 풍부하게 들어 있으며, 위장병과 피부염 방지에 필요한 니아신도 많이 함유되어 있다. 특히 비타민 B군이 풍부하여 피부를 매끄럽게 한다. 하지만 산성도가 높은 편이므로 알칼리성 식품인 야채를 곁들여 먹는 것이 좋다.

중장년층에게 좋은 방어 스테이크

　방어는 크기에 따라 영양가와 맛, 가격이 다를 뿐만 아니라 이름도 다르게 부른다. 우리나라 동해와 남해, 특히 거문도 연해와 제주도 연근해에서 많이 잡히고 있다.

　큼지막하게 토막을 친 방어에 소금, 후추를 치고 기름에 살짝 구운 뒤, 생강즙과 간장, 술을 뿌린 '방어 스테이크'는 중장년층에게 특히 권할 만한 스태미나식 요리다. 비프스테이크를 자주 먹는 사람은 포화 지방산의 섭취량이 많아져 내장 비만이 되기 쉽다. 혈중 콜레스테롤, 요산, 혈당 수치가 계속해서 높아지면 혈관의 노화가 10년쯤 빨라질 수도 있다. 그러므로 방어가 한창 나올 때는 방어 스테이크를 즐겨 먹도록 하자.

　방어는 클수록 단백질과 지방이 많으며, 어종 가운데 DHA는 2번째로 많고, EPA는 4번째로 많다. DHA나 EPA는 두뇌 발달과 치매를 예방하는 성분이며, 고혈압, 동맥 경화, 대장암, 폐암, 췌장암 등의 예방에도 탁월한 효과가 있다.

　이 밖에 비타민 E, D, B_1, B_2, 니아신, B_6, B_{12}, 아연, 구리 같은 비타민과 미네랄도 많이 들어 있다. 카로틴이 풍부한 녹황색 채소와 칼슘이 많은 미역, 생선 초무침을 함께 곁들이면 식물 섬유도 보충할 수 있어 균형 잡힌 음식이 된다.

피로 회복과 성인병 예방에 좋은 메밀

메밀의 원산지는 중국 남서부이다. 메밀에는 12~15%의 단백질이 함유되어 있는데, 양과 질적인 수준이 쌀보다 뛰어나다. 지방은 올레산과 리놀산, 리놀렌산이 풍부하게 들어 있어 혈중 콜레스테롤을 억제하고 혈관의 노화를 방지한다. 비타민 B_1의 함유량은 쌀의 약 4배 가량, B_2는 3.7배나 된다. 아연, 구리, 칼륨, 철 같은 미네랄도 풍부하다.

이 밖에 비타민 P의 하나인 루틴이 매우 풍부하다. 루틴은 모세혈관의 저항력을 높여 주고, 고혈압으로 일어나는 뇌출혈과 혈관의 손상을 막아 주고, 혈압을 내린다. 따라서 동맥 경화, 고혈압, 당뇨병, 암, 위장병, 간장병, 신장병, 녹내장 등의 예방과 치료에 효과가 있다. 또한 치근막염과 잇몸 출혈 등에도 효과적이며, 구취 제거에도 좋다.

특히 메밀 식이 요법은 부작용도 없고, 허약한 사람과 비만인 사람 모두에게 좋은 영양 공급과 치료를 겸하기 때문에 성인병 예방에 매우 효과적이다.

메밀은 주로 메밀빵, 메밀국수, 메밀가루, 메밀채소, 메밀나물 등으로 이용되며, 조리할 때 양념으로 넣는 파는 메밀에 들어 있는 비타민 B_1의 흡수를 돕기 때문에 많이 넣을수록 피로 회복에 효과적이다.

빈혈약이 필요 없는 꽁치

꽁치는 고지방, 고단백질 생선으로 가을이 제철이다. 값도 싸고, 영양도 풍부하며, 단백질의 함량도 매우 높은 편이다.

꽁치에 함유되어 있는 지방의 80%는 불포화 지방산이다. 지방산은 혈액을 통해 몸 속을 돌면서 여러 가지 작용을 한다. EPA는 성인병의 원인이 되는 콜레스테롤을 없애고, 응고된 혈액을 녹여서 동맥 경화, 고혈압, 심근 경색, 혈전증 같은 심장이나 혈관에 관계된 질병을 예방하고 치료하는 데 탁월한 효과가 있다. 또한 머리를 좋게 하는 DHA는 지방산 가운데 유일하게 뇌에 들어가 두뇌 활동을 돕는 불포화 지방산이다. 그러므로 태아나 아이들의 두뇌 발달과 치매 예방에 큰 효과가 있다.

이 밖에 소화 흡수가 잘되는 양질의 단백질이 등 푸른 생선 가운데 가장 많고, 칼슘은 고등어의 3배, 꽁치 100g에 든 비타민 D는 성인 1일 필요량의 2배 가량 된다. 또한 비타민 E, B_2, 니아신, B_6, B_{12}가 풍부하여 몸에 원기를 주고, 피부의 노화도 방지한다. 미네랄은 아연, 구리, 철, 칼슘이 풍부하게 들어 있어 빈혈을 예방한다.

꽁치는 산성 식품이므로 채소와 같은 알칼리성 식품과 곁들여 먹어야 균형을 이룬다.

부종과 비만 예방에 탁월한 호박

호박은 카로틴이 풍부하게 함유하여 노화를 일으키는 활성 산소를 제거하는 가장 이상적인 식품이다. 비타민 B, C와 미네랄, 식이 섬유 등 우리 몸에 필요한 영양소가 많이 들어 있다. 비타민 A도 풍부하여 피부 미용에도 탁월한 효과가 있다.

특히 암에는 비타민 A가 필수적인데, 호박의 카로틴은 몸 속에 들어가는 즉시 비타민 A로 변한다.

《동의보감》에는, '호박은 성분이 고르고, 맛이 달며, 독이 없고, 오장을 편하게 하며, 산후의 혈진통을 낫게 하며, 눈을 밝게 하고, 혼백을 밝게 한다' 고 되어 있다.

또한 호박에는 강력한 이뇨 작용이 있어 부종을 낫게 하고, 배설을 촉진한다. 호박 속에는 칼륨과 식이 섬유가 풍부하여 당뇨병을 예방하고, 체내의 유독 물질을 없애 준다.

호박은 저칼로리 식품으로 지방의 축적을 막아 다이어트에 매우 좋으며, 백내장이나 야맹증의 예방에도 뛰어난 효능을 가지고 있다.

민간요법
- 겨울철에 호박을 많이 먹으면 중풍, 감기, 동상을 예방할 수 있다.
- 호박을 삶은 물을 마시면 몸에 부기가 빠지고 소변을 시원하게 볼 수 있어 산후 부종이나 신장 기능 회복에 매우 좋다.
- 소염 작용과 해독 작용이 있으며, 통증 완화에도 도움이 된다.

노화와 치매 예방에 좋은 정어리

정어리는 크기에 따라 보통 3가지로 나눈다. 큰 것이 약 18cm로 2~3년 된 것이고, 중간 것은 약 13cm로 1~2년, 작은 것은 약 10cm로 1년이 안 되는 것이다.

정어리가 맛있는 시기는 가을과 겨울이며, 고단백질, 고지방, 고비타민, 고미네랄 생선이다. 지방산으로 치매 방지에 중요한 DHA가 꽁치의 2배, 혈전을 풀어 주는 EPA는 꽁치와 거의 비슷하게 들어 있다. 불포화 지방산은 혈액 순환을 원활하게 하여 동맥 경화를 예방하는 중요한 생리 작용을 한다. 특히 비타민 E, D, B_2, 니아신, B_6, B_{12}가 풍부하게 들어 있고, 강정 작용을 하는 아연은 꽁치의 1.6배나 된다.

정어리를 조릴 때 생강과 식초, 매실장아찌를 넣으면 비린내가 가시고, 식초와 매실장아찌에 함유된 산의 작용으로 뼈가 연해져 먹기가 편하다. 또한 칼슘의 흡수율도 높아지고, 산성과 알칼리의 균형이 이루어져 노화 예방에 한층 효과적이다.

오래 씹어 먹는 사람이 젊고 건강하게 산다

　현대인은 예전에 비해 음식을 씹는 횟수가 점점 줄어들고 있다. 사과보다는 귤, 딱딱한 과자보다 바삭한 스낵 과자류, 섬유질이 많은 거무스름한 빵보다 하얀 밀가루로 만든 흰색의 부드러운 빵을 좋아하는 등 여러 번 씹지 않아도 삼킬 수 있는 부드러운 식품이 많아졌다.

　씹는 일은 단지 음식을 잘게 부수어 흡수가 잘되도록 하는 것뿐만 아니라 중요한 생리 작용을 한다. 음식을 오래 씹으면 뇌의 혈액 순환이 좋아지고, 음식의 맛이 혀로 전해져 '식사가 맛있었다'는 만족감을 느끼게 된다. 따라서 적당한 식사량만으로도 포만감을 느끼게 되어 비만과 당뇨병을 예방할 수 있다.

　씹는 운동을 하면 타액 분비가 왕성해진다. 타액에는 식물에 붙어 있는 세균과 유해 물질을 해독하고, 암의 발생을 억제하는 작용이 있다. 또한 귀밑샘에서는 젊음을 촉진하는 호르몬인 파로틴의 분비도 왕성해진다.

　나이가 들수록 음식을 삼키는 것이 점점 어려워진다. 그러므로 평소 딱딱한 것을 오래 씹어서 먹는 습관을 들이는 것이 중요하다.

암 예방과 미백 효과에 좋은 된장

 된장은 음식의 간을 맞추고 맛을 내는 기본 식품일 뿐만 아니라 식물성 단백질을 공급해 주는 중요한 식품이다.
 영양 성분을 살펴보면, 단백질 함량이 높고, 아미노산 구성도 좋으며, 소화율도 85% 이상으로 높다. 특히 쌀에서 부족되기 쉬운 필수 아미노산인 리신의 함량이 높아 쌀밥을 주식으로 하는 우리 식생활에 질적 향상을 꾀할 수 있다.
 된장 속의 필수 지방산은 피부병, 혈관 질환, 노화 방지, 성인병 예방 등에 중요한 역할을 한다. 특히 콩의 지질이 발효되면서 유리된 리놀렌산이 많아지는데, 이 물질은 암 예방 및 항암 효과가 큰 것으로 밝혀졌다. 또한 멜라닌 색소의 합성을 억제하여 미백 효과도 있다.
 전통 된장은 탁월한 항암 효과뿐만 아니라 간 기능의 회복과 해독, 고혈압 예방, 항산화 작용도 매우 뛰어나다. 하지만, 된장에는 염분이 많으므로 싱겁게 먹는 것이 좋다.

조리법
- 토마토 케첩과 된장, 다진 양파를 버터와 볶은 된장소스로 만든 된장피자는 일반 피자의 느끼함을 보완해 주어 아이들 간식거리로 좋다.
- 닭 가슴살이나 다리살에 된장소스를 바른 뒤 살짝 구워 내면 색다른 닭고기 요리를 즐길 수 있다.

고열 · 설사 · 배탈 · 식중독의 즉효약, 청매실

'매실은 3독을 없앤다'는 말이 있다. 3독이란 음식물의 독, 피 속의 독, 물의 독을 말한다. 매실에는 피크린산이 들어 있는데, 이것이 독성 물질을 분해하는 역할을 한다. 그러므로 식중독, 배탈 등 음식으로 인한 질병을 예방, 치료하는 데 매우 효과적이다.

이 밖에 설사가 멎고, 갈증을 멈추게 하며, 근육과 맥박의 활기를 찾게 한다. 또한 숙취 해소에도 좋으며, 결핵 환자가 매실 엑기스를 마시면 균이 없어질 정도로 제균 작용과 몸에 있는 독소를 빼내는 역할이 뛰어나다. 하지만 매실주는 술이기 때문에 아이들은 마실 수가 없다. 그러므로 아이들을 위한 매실 시럽을 만들어 놓으면 온 가족 모두가 이용할 수 있다.

매실 시럽 만드는 법
① 꼭지를 딴 청매실 1kg을 깨끗이 씻은 다음 물기를 닦는다. 과실주 제조용 소주를 3분의 1~4분의 1컵을 뿌린 뒤 청매실을 닦는다.
② 뜨거운 물로 소독한 용기에 ①을 넣고 꿀 2kg을 넣은 다음 밀봉하여 냉장고에 보관한다. 부글부글 거품이 끓어오르면 가끔 뚜껑을 열어 가스를 빼내고 6개월 정도 둔다.
③ 시럽은 뜨거운 물이나 찬물에 타서 먹거나, 술에 넣어도 맛있다.

젊음과 활력을 주는 영양소의 보고, 누에콩

　누에콩은 색깔과 냄새가 좋을 뿐만 아니라 여름에도 끄떡없는 체력과 젊음을 유지해 주는 영양소의 보고다.
　누에콩에는 소화 흡수가 잘되는 단백질이 듬뿍 들어 있다. 지방간 예방에 필요한 메티오닌과 리신 같은 필수 아미노산을 많이 함유하고 있어 소금물에 삶은 누에콩은 술안주로도 최고다. 또한 원기를 주는 아스파라긴산과 글루타민산도 풍부하다.
　혈중 콜레스테롤을 억제하여 세포와 동맥벽에 붙어 있는 해로운 콜레스테롤 저밀도 지단백질(LDL)을 제거하는 레시틴도 들어 있으며, 뇌의 노화 방지에도 효과적이다. 비타민으로는 B_1, B_2, 니아신, B_6 같은 B군이 많기 때문에 피로, 피부 트러블, 구내염, 구각염 등을 방지한다. 이 밖에 엽록소, 철, 칼륨, 마그네슘, 아연, 구리도 풍부하다.
　누에콩은 성인병을 막아 주고, 간 기능을 강화시켜 온몸에 활력을 준다. 따라서 탄력 있고 매끄러운 피부를 유지하고 싶다면 누에콩수프를 자주 먹는 것도 좋은 방법이다.

누에콩수프 조리법
① 누에콩을 삶아 껍질을 벗기고 생크림과 함께 믹서에 간다.
② 약한 불로 끓이다가 콩소메수프 재료와(양파, 셀러리, 파슬리, 마늘 등의 야채와 쇠고기, 닭고기 등 2가지 이상의 고기) 버터를 약간 넣어 완성한다.

노화 방지와 강장 효과가 뛰어난 별빙어

별빙어는 연어, 송어류에 속하는 생선으로, 담백하고 맛이 좋은 물고기다. 우리나라에는 바다빙어, 별빙어, 날빙어, 열빙어 등이 있다.

알이 밴 별빙어를 꾸덕꾸덕하게 말린 뒤, 구워서 머리부터 한입 가득 먹으면 술 생각이 절로 날 만큼 술안주로도 손색이 없다.

간 기능을 도와주는 양질의 단백질과 비타민 B_2, B_6, B_{12}가 풍부하게 들어 있고, 머리에서 꼬리까지 남김없이 먹으면 칼슘도 충분히 섭취할 수 있다. 노화 물질이 되는 활성 산소를 억제하는 비타민 E와 몸에 활력을 주는 아연이 많이 들어 강장 효과도 크다.

하지만 콜레스테롤이 다른 생선보다 많아 전갱이와 꽁치의 4배나 된다. 혈중 콜레스테롤 수치가 높은 사람은 끓는 물에 살짝 데친 야채나 미역 초무침 같은 식물 섬유가 많이 함유된 음식을 곁들여 먹으면 콜레스테롤의 흡수를 억제할 수 있다.

장수를 위한 식사법

일본의 '건강·체력 가꾸기 사업 재단'이 100세 이상의 장수 노인 2,851명을 대상으로 조사한, 중년 이후부터 식사를 할 때 주의해야 할 사항을 순위별로 보면 다음과 같다.
1. 하루 3끼 식사를 규칙적으로 한다.
2. 음식은 늘 약간 모자란 듯이 먹는다.
3. 가족과 함께 식사한다.
4. 녹황색 채소를 골고루 먹는다.
5. 생선, 고기, 계란 등을 골고루 먹는다.
6. 콩 제품을 골고루 먹는다.
7. 우유나 유제품을 골고루 먹는다.

장수 비결에 대해 물으면 남녀 모두 '음식을 가리지 않고 잘 먹는다'는 대답을 최우선 조건으로 꼽는다. 100세 이상인 1,900명을 대상으로 한 조사에서는 생선, 고기, 콩 제품, 계란 등의 단백질 식품을 하루 2회 이상 섭취하는 사람이 절반을 넘고, 당근과 시금치 같은 녹황색 채소를 하루 2회 이상 먹는 사람이 30%나 되었다. 따라서 나이를 먹어도 한창 일할 때와 다름없는 식사를 하는 것이 장수의 비결인 셈이다.

하루 총 열량은 젊을 때의 3분의 2나 2분의 1로 줄여도, 각종 영양소가 균형 있게 들어간 식사와 규칙적인 식생활을 하는 것이 무엇보다 중요하다.

간장을 보호하고 치매를 예방하는 콩

콩은 중국에서 기원전 2세기의 무덤에서 발굴되었다. 중국 명나라 때의 의약서인《본초강목》에는 '콩을 오랫동안 복용하면 안색이 좋아지고, 흰머리가 검은색으로 변하며, 늙지 않고, 피를 돌게 하며, 모든 독을 풀어 준다' 는 내용이 적혀 있다.

'피를 돌게 하고, 모든 독을 풀어 준다' 는 것은 콩의 성분에 콜레스테롤이 없고, 올레산과 리놀렌산, 리놀산 같은 지방산이 많음을 뜻한다. 이들은 혈관벽에 들러붙어 있는 콜레스테롤을 제거하여 동맥 경화를 방지해 준다.

인지질인 레시틴도 들어 콜레스테롤을 억제하고, 세포와 동맥벽에 붙어 있는 해로운 콜레스테롤(LDL)을 유화 작용으로 없애 준다. 레시틴은 뇌와 간장에 많이 함유되어 있는 성분으로, 간장 보호와 치매 예방에도 중요한 작용을 한다. 콩의 식이 섬유소는 배변 효과를 증진시키고, 항암 효과와 간에서 콜레스테롤 합성을 방해하는 효과도 있다.

콩 사포닌은 노화를 촉진시키는 과산화지질의 생성을 억제하여 고혈압과 고지혈증, 동맥 경화를 개선하며, 지방 대사를 촉진하여 비만을 예방하는 데도 효과적이다. 콩 이소플라본에는 성호르몬을 활성화하는 작용도 있다.

젊음을 유지시켜 주는 날치

　날치는 이름 그대로 하늘을 글라이더처럼 활공하는 물고기로, 높이 2m, 비행 거리는 400m나 된다. 전 세계적으로 50여 종 가량이 분포하고 있으며, 산란이 끝나고 영양 상태가 회복되는 여름이 제철이다.
　날치는 지방이 매우 적기 때문에 열량이 낮아 꽁치의 2분의 1이 채 안 된다. 도미와 농어, 가자미보다도 낮다. 단백질이 풍부하며, 아미노산 구성도 매우 우수하다.
　비타민은 B_2, 니아신, D, E가 풍부하게 들어 있고, 특히 비타민 E의 함유량은 흰 살 생선 가운데 최고다. 비타민 E는 체내에서 생기는 노화 물질인 활성 산소를 억제하여, 젊음을 유지시켜 주는 역할을 한다.
　콜레스테롤이 뱀장어의 3분의 1도 되지 않으므로, 비만과 당뇨병, 고지혈증을 막아 노화를 방지해 준다. 하지만 인은 많고 칼슘이 적게 들어 있으므로, 해조류나 칼슘이 풍부한 음식을 곁들여 먹어야 한다. 칼륨, 마그네슘, 아연, 구리 같은 미네랄도 비교적 풍부하다.

유방암과 결장암을 예방하는 청어

청어는 고등어나 꽁치처럼 등 푸른 생선으로 등쪽은 푸른빛을 띤 담흑색이고, 배쪽은 은백색이다. 성어기는 봄이며, 알은 1회에 3~10만 개, 평균 5만 개를 낳는다. 청어 알을 씹으면 톡톡 터지는 듯한 느낌이 든다. 일식당에서 초밥을 시키면 주황빛 나는 투명한 '가즈노코'를 초밥 위에 얹어 주는데, 이것이 바로 청어 알이다.

청어의 지방 함유량은 고등어보다 많고, EPA와 DHA도 풍부하여 동맥 경화를 예방한다. 특히 비타민 D, E와 같은 효능을 갖고 있는 '셀렌'이 많이 들어 있다. 지난 1992년 1월 15일자 《뉴스위크》지에 의하면, "노르웨이는 100만 톤이 넘던 청어 어획량이 4,000톤으로 떨어지자 유방암과 결장암 발생률이 2배로 증가했다"는 기사를 실었다.

이 밖에 칼슘, 아연, 비타민 A, B_2, 니아신, B_6, B_{12}가 많이 들어 있다. 특히 B_{12}의 함유량이 많아 생명력을 높여 주며, 부족하면 악성 빈혈, 신경 질환, DNA 합성에 이상을 초래한다.

조리법
- 청어는 구워서 레몬즙을 뿌리고, 무즙을 곁들여서 먹는다.
- 청어의 머리와 꼬리를 떼 낸 뒤 그늘에서 바싹 말린다. 쌀뜨물에 2, 3일 담갔다가 부드러워지면 조리한다.

동맥 경화를 예방하는 도루묵

도루묵은 등쪽에 일정한 모양이 없는 흑갈색의 물결무늬가 있고, 옆구리와 배 부분은 은백색이다.

참돔과 열량이 거의 같고, 단백질은 참돔보다 20% 정도 적다. 지방은 30% 가량 많지만, 담백하면서 독특한 감칠맛과 풍미가 있다. 올레산과 EPA, DHA 같은 혈전과 동맥 경화 예방에 효과가 있는 지방산이 풍부하게 들어 있다.

칼슘과 인의 비율이 1대 2로 양호하여 칼슘 흡수율도 좋다. 칼슘의 흡수를 돕는 비타민 D도 들어 있으며, 비타민 A와 E, B군도 골고루 함유되어 있다.

도루묵은 몸체가 작은 것이 큰 것에 비해 빨리 상한다. 몸 전체에 윤기가 흐르면서 싱싱한 것을 골라야 한다.

도루묵찌개 조리법
① 도루묵은 꼬리쪽에서 머리쪽으로 비늘을 말끔히 긁어 내고, 지느러미와 내장을 떼어 낸 다음 물에 깨끗이 씻는다. 내장을 꺼낼 때는 배가 터지지 않도록 아가미쪽으로 꺼낸다.
② 두부, 양파, 호박, 붉은 고추, 풋고추, 미나리 등 각종 야채와 매운탕 양념장을 준비한다.
③ 냄비에 양념장을 풀고 도루묵과 붉은 고추를 넣어 끓인다. 생선살이 익으면 각종 야채를 넣고 한 번 더 살짝 끓여 낸다.

빈혈과 새치에 좋은 목이버섯

　목이버섯은 봄부터 가을에 걸쳐 활엽수의 고목이나 마른 가지에 군생하며, 흰색과 검은색이 있다. 중국의 경우 잡채 요리에 많이 사용며, 검은색보다 흰색 목이버섯을 불로장생 강정제로 여겨 값도 비싸다.

　영양 면에서 보면, 철분 함유량은 검은색 목이버섯이 훨씬 많아 흰색의 10배나 된다. 두툼한 검은색 목이버섯 약 3개(말린 것)면 철분의 1일 필요량의 3분의 1을 섭취할 수 있다. 따라서 철분 부족으로 생기는 빈혈과 새치를 예방할 수 있는 식품이다.

　칼슘 함유량은 흰색 목이버섯보다는 조금 적지만 버섯과 야채류 가운데서는 최고에 속한다. 더욱이 칼슘 작용을 높이는 비타민 D는 식품 가운데 가장 많이 들어 있다. 비타민 D는 칼슘의 흡수를 촉진하고, 뼈에서 용해되는 칼슘을 조절한다.

　목이버섯은 열량이 낮은데다 식물 섬유도 매우 풍부하여 고지혈증과 비만, 대장암의 예방에도 좋다.

조리법
- 물에 불려 수프나 볶음 요리에 넣으면 음식 맛이 한결 좋아진다.
- 샐러드나 초무침에 넣어도 어울린다.

먹어서 약이 되는 음식

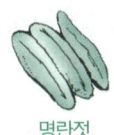
명란젓

명태 알을 염장한 식품. 피부를 매끄럽게 하고, 저항력을 높여 주며, 혈액 순환을 원활하게 하여 노화를 방지한다.
비타민 E와 B군, 미네랄, 칼슘 등이 풍부하게 들어 있지만, 콜레스테롤과 염분이 많아서 지나치게 섭취하면 몸에 해롭다.

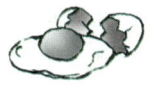
계란

성장과 노화 방지에 필요한 필수 아미노산과 비타민 B_2, 아연이 풍부하다. 노른자에는 레시틴이 많이 들어 있어 혈액 순환을 원활하게 하고, 전신에 활력을 준다.

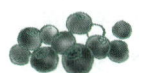
블루베리

새콤달콤한 맛. 시력을 좋게 하는 데 큰 효과가 있다고 알려져 '눈에 좋은 과실'로 각광 받고 있다. 희미한 불빛에서도 사물을 잘 볼 수 있게 하는 작용도 한다.

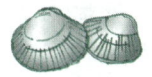
새조개

단백질 함유량이 굴이나 대합, 키조개의 2배가 넘는다. 양질의 단백질이 몸의 활력을 높여 준다. 간 기능 회복, 피로와 빈혈 예방, 머릿결의 노화를 막아 준다. 먹으면 육질이 부드러워 맛있으며, 담백하고, 단맛이 난다.

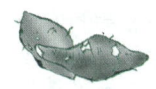
자색 고구마

폴리페놀이 많이 들어 있어 주목을 받고 있다. 폴리페놀은 식물에 많이 있는 유기 화합물로, 강력한 항산화 작용을 하여 노화를 촉진하는 활성 산소를 제거한다.

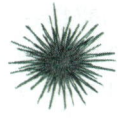
성게

비타민의 보고. 비타민 A, E, B군, 카로틴 등이 풍부하여 혈액 순환을 도와주며, 성호르몬 분비를 원활하게 하며, 노화를 방지한다. 악성 빈혈과 신경 질환, 미각 장애, 피부염, 피로 회복에 좋다.

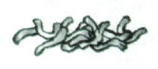
무말랭이

잘 말릴수록 단맛이 강하고, 씹는 맛도 좋아지는 최고의 건강 장수 식품. 칼슘, 비타민 B군, 니아신, 철, 칼륨 등이 풍부하고, 비타민 C의 함유량은 생무보다 더 많다. 대장암이나 심장병 같은 현대병의 예방에 매우 효과적이다.

먹어서 약이 되는 음식

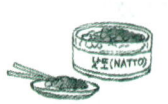

낫또

일본의 대표적인 전통 음식. 우리나라의 청국장과 유사. 소화 흡수가 잘되며, 동맥 경화, 뇌졸중, 심근 경색을 예방한다. 혈관 노화를 억제하고, 비만과 거친 피부를 예방한다.

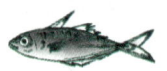

전갱이

주성분은 단백질이며, 지방 함유량은 정어리나 꽁치, 고등어에 비해 절반 정도. 혈중 콜레스테롤을 억제하고, 혈전을 방지하며, 기억력을 좋게 한다. 전갱이를 뼈째 먹으면 칼슘을 10배 이상 섭취할 수 있다.

참깨

단백질, 탄수화물, 비타민 등이 풍부하며, 열량도 높다. 피로와 시력 감퇴, 암을 예방하고, 노화의 원인을 제거하는 작용도 한다. 소화가 잘되지 않으므로 빻아서 먹는 것이 좋다.

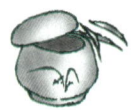

녹차

항암, 살균, 방취, 고혈압과 심장병, 충치의 예방, 노화 방지 등의 효능이 있다. 동맥 경화를 방지하고, 혈압을 내린다. 녹차 속에 들어 있는 카페인은 졸음을 쫓아 내고, 머리를 맑게 하며, 이뇨 작용과 피로 회복에도 도움을 준다.

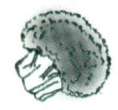

브로콜리

당질과 단백질이 많이 들어 있고, 비타민 B군과 C가 풍부하다. 특히 비타민 C는 토마토의 8배나 된다. 데친 브로콜리에 김, 참깨, 뱅어포, 가다랑어포를 뿌려 먹으면 칼슘과 모든 비타민, 미네랄 등을 골고루 섭취할 수 있다.

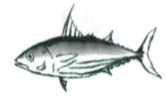

가다랑어

초여름의 가다랑어는 담백한 맛이 나고, 가을에는 지방이 증가하여 짙은 맛이 난다. 주성분인 단백질은 육류보다 많이 함유되어 있고, 어류 가운데 최고다. 동맥 경화, 심근 경색, 협심증을 예방하며, 학습 능력과 기억력 향상, 치매 예방에 좋다.

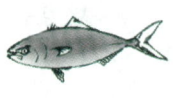

방어

중장년층에게 권할 만한 스태미나식. 두뇌 발달과 치매를 예방하며, 고혈압, 동맥 경화, 대장암, 폐암, 췌장암에 탁월한 효과가 있다. 카로틴이 풍부한 녹황색 채소와 칼슘이 많은 미역 등과 함께 먹는 것이 좋다.

먹어서 약이 되는 음식

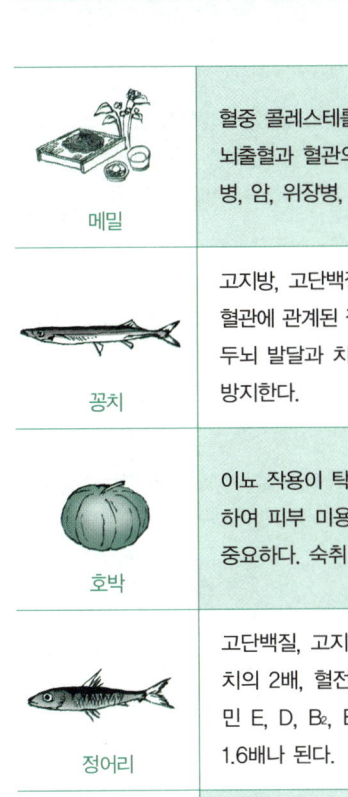

메밀
혈중 콜레스테롤을 억제하고, 혈관의 노화를 방지한다. 고혈압으로 일어나는 뇌출혈과 혈관의 손상을 막아 주고, 혈압을 내린다. 동맥 경화, 고혈압, 당뇨병, 암, 위장병, 간장병, 신장병, 녹내장 등의 예방과 치료에 효과가 있다.

꽁치
고지방, 고단백질 생선. 동맥 경화, 고혈압, 심근 경색, 혈전증 같은 심장이나 혈관에 관계된 질병을 예방하고 치료하는 데 탁월한 효과가 있다.
두뇌 발달과 치매, 빈혈 예방에도 좋으며, 몸에 원기를 주고, 피부의 노화도 방지한다.

호박
이뇨 작용이 탁월하여 부종을 낫게 하고, 배설을 촉진하며, 비타민 A가 풍부하여 피부 미용에도 좋다. 비타민 B와 C도 들어 있어 비타민원으로서 매우 중요하다. 숙취 해소에도 큰 도움이 된다.

정어리
고단백질, 고지방, 고비타민, 고미네랄 생선. 치매 방지에 중요한 DHA가 꽁치의 2배, 혈전을 풀어 주는 EPA는 꽁치와 비슷하게 들어 있다. 특히 비타민 E, D, B_2, B_6, B_{12}, 니아신이 풍부하며, 강정 작용을 하는 아연은 꽁치의 1.6배나 된다.

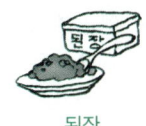

된장
식물성 단백질을 공급해 주는 중요한 식품. 암 예방 및 항암 효과, 노화 방지, 성인병 예방, 간 기능의 회복과 해독, 미백 효과 등에 중요한 역할을 한다. 항산화 작용도 매우 뛰어나다.

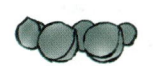

청매실
'3독', 즉 음식물의 독, 피 속의 독, 물의 독을 없앤다. 식중독, 배탈 등 음식으로 인한 질병을 예방하고 치료하는 데 매우 효과적이며, 숙취 해소에도 좋다. 제균 작용과 몸 속의 독을 제거하는 작용이 탁월하다.

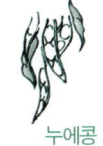

누에콩
한여름에도 끄떡없는 체력과 젊음을 유지해 주는 영양소의 보고. 소화 흡수가 잘되는 단백질이 듬뿍 들어 있다. 피로 회복이나 피부 트러블에 좋으며, 성인병을 막아 주고, 간 기능을 강화시켜 온몸에 활력을 준다.

먹어서 약이 되는 음식

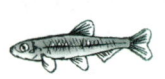
빙어
간장의 영양에 필요한 양질 단백질과 비타민 B군이 풍부하게 들어 있다. 머리에서 꼬리까지 먹으면 칼슘도 충분히 섭취할 수 있다. 콜레스테롤이 다른 생선보다 많으므로 식물 섬유가 많은 음식을 곁들여서 먹는 것이 좋다.

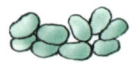
콩
동맥 경화 예방, 간 기능 회복, 치매 방지에 효과가 있다. 고혈압과 고지혈증, 동맥 경화를 개선하며, 비만을 예방한다.

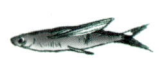
날치
산란이 끝나고 영양 상태가 회복되는 여름이 제철. 비타민 E의 함유량은 흰살 생선 가운데 가장 많으며, 콜레스테롤도 낮아 비만과 당뇨병, 고지혈증을 예방하며, 노화도 방지한다.

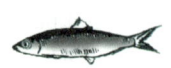
청어
동맥 경화를 예방하고, 유방암과 결장암에 효과가 있다. 청어의 지방 함유량은 고등어보다 많고, EPA와 DHA도 풍부하다. 특히 비타민 D, E와 같은 효능을 갖고 있는 '셀렌'이 많이 들어 있다.

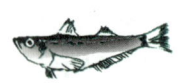
도루묵
담백하면서 독특한 감칠맛과 풍미가 있다. 혈전과 동맥 경화 예방에 효과가 있다. 칼슘 흡수율도 좋다. 칼슘의 흡수를 돕는 비타민 D도 들어 있으며, 비타민 A, E, B군도 골고루 함유되어 있다.

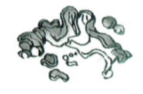
목이버섯
흰색과 검은색의 2종류가 있다. 검은색 목이버섯에는 철분이 많아 빈혈과 새치를 예방할 수 있다. 목이버섯은 열량이 낮으며 식물 섬유도 풍부하여, 고지혈증과 비만, 대장암의 예방에 좋다.

제2장
피로를 풀어 주는 음식

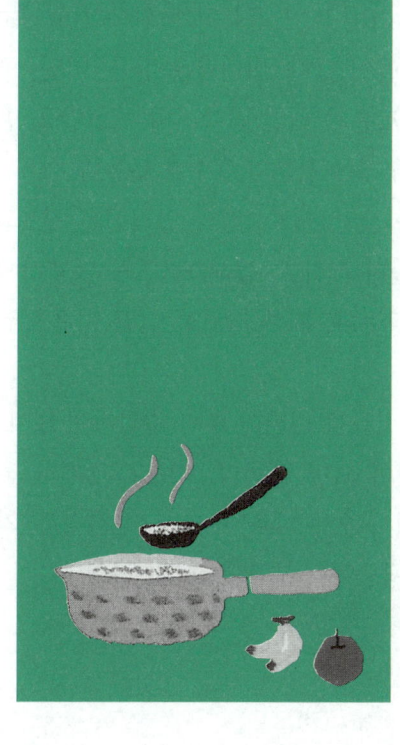

식중독과 설사에 좋은 마늘

중앙아시아가 원산지인 마늘은, 고대 이집트에서는 피라미드 건설에 동원된 사람들에게 활력을 주기 위해 마늘을 먹였다고 한다. 외국인들은 독특한 냄새와 맛 때문에 마늘을 싫어한다. 하지만 마늘이 암을 방지하는 효과가 있다고 알려지자 관심이 늘어나고 있다. 이를 반영하듯 미국의 《타임지》 건강 특집호에 의하면, 서양인들이 싫어하는 마늘은 콜레스테롤을 억제하는 등 심장에 좋은 식물성 화학 성분을 많이 함유하고 있어 건강에 좋은 식품이다.

마늘의 주요 성분은 당질로 이루어져 있으며, 단백질도 풍부하다. 비타민으로는 B_1, B_2, B_6가 풍부하게 함유되어 있고, B_6는 다른 야채의 10배 가량 들어 있다. 미네랄은 칼륨, 아연, 구리가 매우 풍부하다. 칼륨은 나트륨의 배설을 촉진해 고혈압을 방지하고, 아연은 스태미나 강화, 구리는 철분의 흡수를 돕는다.

특히 유황 화합물인 스콜지신과 알리신은 신진대사를 촉진하여 혈액 순환을 원활하게 하고, 콜레스테롤을 억제하여 혈전의 방지와 혈관의 노화를 막는다. 또한 강력한 살균 작용으로 식중독과 설사에 효과적이다.

마늘의 황화아릴류는 비타민 B_1과 결합하면 B_1보다 더 뛰어난 성질인 알리티아민이 되어 보통의 B_1보다 20배나 흡수가 빨라진다. 비타민 B_1 부족에서 오는 피로, 스트레스, 신경통, 각기병 등 온몸의 활력을 높이고, 냉증이나 부종에도 효과가 있다.

만성 피로를 말끔히 풀어 주는 양파

양파는 당질이 많이 함유된 채소로, 마늘과 함께 기원전 3,000년경 고대 이집트 분묘의 벽화에 피라미드를 쌓는 노동자에게 먹였다는 기록이 있다.

주종은 과당이고, 포도당과 자당이 거의 비슷한 양으로 들어 있어 흡수가 빠른 양질의 당 성분이다. 또한 마늘처럼 백합과에 속해 으깨면 효소가 작용하여 알리신이라는 물질이 생긴다. 알리신은 장 속에 있는 세균에도 파괴되지 않고, 비타민 B_1의 체내 흡수를 돕는다. 이와 함께 신진대사를 촉진하여 피로를 거뜬히 물리치는 체력으로 길러 준다.

몸이 항상 나른하고 다리가 무거운 만성 피로를 해소하려면 양파를 많이 먹는 것이 좋다. 손쉽게 만들 수 있는 양파수프는 피로 회복에 매우 좋다.

양파수프 조리법(1인분)
① 양파는 채 썰어 버터를 두른 냄비에 넣고 노릇노릇해질 때까지 천천히 볶는다. 마늘을 반 잘라 빵에 문지른 뒤 빵을 노릇노릇하게 굽는다.
② 양파를 볶은 냄비에 육수를 붓고, 소금과 후추로 간을 맞추어 끓인다.
③ 수프를 담을 그릇의 안쪽 면에 마늘을 바르고 국물을 붓는다.
④ 빵을 국물 위에 얹고 치즈가루와 다진 파슬리를 뿌려 달구어진 오븐에 넣어 뜨겁게 데운다.

당근 반 개로 미인이 될 수 있다

당근은 대표적인 녹황색 채소로, 비타민 A와 C가 많이 들어 있다. 단맛이 강하기 때문에 나물이나 김치, 샐러드 등 주로 서양 요리에 많이 이용한다. 피부에 특히 좋은 채소이며, 당근에 사과를 함께 넣어 마시면 맛이 한결 좋아진다.

영양 면에서 주목할 만한 점은 카로틴이다. 중간 크기의 당근 반 개만 먹어도 비타민 A의 하루 필요량을 섭취할 수 있다. 비타민 A는 눈에 아주 중요한 영양소인 지용성 비타민이므로, 기름을 사용하여 조리하면 흡수가 한결 빨라진다.

당근에 함유된 베타카로틴에는 강력한 항산화 작용이 있다. 노화와 암 인자의 하나로 흔히 활성 산소를 꼽는데, 이는 체내의 지방을 산화시켜 과산화지질을 만들기 때문이다. 과산화지질이 증가하면 동맥 경화를 촉진하고 심장 발작 같은 돌연사를 초래하기도 한다. 비타민 B_1의 흡수를 돕는다는 실험 결과도 보고되었으므로, 카레나 스튜 같은 요리에 듬뿍 넣으면 피로와 노화를 예방할 수 있다.

당근즙 만드는법

- 당근과 사과, 각 1개를 껍질째 갈아서 즙을 낸 것에 계란을 넣어 매일 아침 1잔씩 공복에 장복한다.
- 심한 스트레스로 감기가 떨어지지 않고 밥맛이 없을 때 당근즙에 꿀을 타서 마시면 강장 효과를 크게 볼 수 있다.

피로 물질을 분해하는 그린피스

　3월부터 6월까지 나오는 작은 녹색 열매인 그린피스는 계절을 느끼게 해주는 채소다. 냉동이나 통조림도 있지만, 생것에 비하면 향기와 맛이 떨어질 뿐만 아니라 영양 면에서도 부족하다.
　그린피스는 단백질, 당질, 철, 아연, 구리, 비타민 C, 엽록소 등의 자양 성분을 가득 함유하고 있다. 또한 단백질의 아미노산 구성이 우수하여 성장과 정자의 생성, 스태미나 강화에 영향을 미치는 리신, 알긴, 아스파라긴산이 풍부하다.
　또한 건강을 유지하는 데 빼놓을 수 없는 비타민 B군도 매우 풍부하다. 비타민 B_1과 B_2는 신진대사를 원활하게 하고, 피로 물질의 분해 작용을 돕는다. 비타민 B_2와 B_6는 피부에 영향을 주는 비타민이다. 부족하면 피부가 거칠어지고, 습진, 피부병, 아토피성 피부염을 초래하며, 비듬도 잘 생긴다.
　더욱이 콜린을 함유하고 있어 콜레스테롤의 대사를 원활하게 하고, 뇌 기능을 활성화시켜 건망증 방지에도 효과가 있다. 이 성분이 부족하면 간에 지방을 쌓아 놓아 지방간이 되기 쉽다.
　그린피스를 넣고 지은 밥은 변비에 좋으며, 다리와 허리의 피로를 막아 주는 데 효과가 있다. 또한 샐러드, 수프, 계란국 등에 삶은 것을 활용해도 좋다.

가장 값싼 스트레스 해소제, 식초

인간이 만든 최초의 조미료인 식초는 보존하던 술이 우연히 변하여 만들어졌다고 한다. 식초는 싼값에 손쉽게 구할 수 있으며, 초산, 구연산 등과 같은 유기산이 풍부하여 인체의 신진대사를 도울 뿐만 아니라 정력이 좋아지는 성분이 들어 있다.

식초는 제조법에 따라 양조 식초와 합성 식초로 구분한다. 양조 식초는 발효법을 이용한 것으로, 밀, 쌀, 옥수수, 지게미 등을 원료로 한 것과 쌀만을 원료로 한 곡물 식초, 사과와 포도 같은 과일을 원료로 한 과일 식초가 있다. 합성 식초는 양조 식초에 화학 식초를 가미한 것으로, 건강에 좋은 것은 당연히 양조 식초다.

식초는 체액을 약알칼리로 유지시켜 주고, 항스트레스 호르몬인 부신 피질 호르몬을 배출해 준다. 또한 칼슘 흡수를 도와주므로 골다공증에 좋고, 기미와 검버섯, 여드름 같은 신체의 독을 없애 준다. 뿐만 아니라 요산과 같은 노폐물을 배출하여 통풍 등을 예방하고, 체내 지방 화합물의 합성을 방지하는 항비만 아미노산이 들어 있어 비만을 방지하고, 동맥 경화를 예방하여 혈압을 낮춘다.

신맛은 특히 '간'과 관련이 깊은데, 임산부의 경우 배가 불러올수록 간을 위축시켜 신 것을 더 먹고 싶어 하는 경향이 있다. 이럴 때 식초를 먹으면 뼈가 튼튼한 아이를 낳는다고 한다. 평소 식초 요리를 많이 섭취하면 피로에도 끄떡없는 체력을 유지할 수 있다.

빈혈을 예방하는 시금치

시금치는 2,000년경 전부터 페르시아 지방에서 재배된 것으로 전해지며, 시금치 100g 가운데 철 33g, 비타민 A 2,600I.U, B_1 0.12mg, B_2 0.03mg, C 100mg과 비타민 K도 들어 있어 중요한 보건 식품이다. 시금치의 제철은 겨울이며, 추울 때 나오는 짙은 녹색의 시금치에는 비타민과 미네랄이 풍부하게 들어 있다. 함유량은 봄이나 여름에 나오는 담록색 시금치의 2배나 된다.

영양소로는 카로틴이 매우 풍부하여 약 70g 정도만으로도 비타민 A의 하루 필요량을 섭취할 수 있다. 이는 데친 시금치 1인분에 들어 있는 양으로, 깨소금을 넣어 무치면 깨소금에 있는 지방이 더해져 비타민 A의 흡수가 한결 좋아진다.

데친 시금치에 들어 있는 비타민 C는 토마토의 2.2배, 비타민 E는 유채의 2배다. 이 밖에 칼륨, 마그네슘, 아연, 구리 등도 풍부하게 들어 있다.

주의할 점은 빈혈 예방에 유효한 성분을 많이 함유하고 있으므로, 혈장으로 헤모글로빈의 양이 많아진 사람은 과식을 피해야 한다. 또한 수산이 많아 칼슘 흡수가 떨어지는 문제가 있다. 시금치는 고비타민, 고미네랄의 채소지만, 자신의 체질에 맞게 양을 조절하여 참깨, 가다랑어포, 뱅어포 같은 칼슘이 풍부한 식품을 곁들여 먹어야 효과를 배가시킬 수 있다.

피부 미용과 뇌에 좋은 연어

연어는 바다에서 살다가 산란을 위해 자신이 태어난 하천으로 돌아오는 습성을 가지고 있으며, 일생 동안 한 번 산란하고 죽는다. 우리나라의 경우 매년 가을이면 동해안 북부 명파천에서부터 양양 남대천, 삼척 오십천, 울진 왕피천을 중심으로 낙동강에 이르기까지 동해안과 남해안 하천으로 회귀해 온다.

연어는 머리끝에서 꼬리까지 하나도 남김없이 먹을 수 있는 자양이 풍부한 생선으로, 지방이 적고 맛이 담백하여 다이어트 식품이다. 또한 피로를 방지해 주는 비타민 B_1, B_2, 니아신 같은 B군과 비타민 D가 풍부하여 피부 미용과 정신 건강에 좋으며, 헤모글로빈 생성에 좋은 영양소인 페닐알라닌을 다량 함유하고 있다. 몸통에는 필수 아미노산이 풍부하게 들어 있고, 지방에는 뇌를 건강하게 하고, 동맥 경화를 예방해 주는 DHA 같은 불포화 지방산이 많다.

연어 알젓에는 비타민 A, E, B_1, B_2, 철 등이 풍부하여 빈혈, 냉증, 불임 등에 효과적이다. 하지만 콜레스테롤이 많으므로 고지혈증인 사람은 과다 섭취를 피해야 한다.

조리법
- 연어는 날것으로 먹을 경우 감염될 수 있으므로 살짝 훈제한 것이나 말린 연어로 먹는 것이 좋다.
- 회로 먹을 때는 깨끗이 손질하여 포를 떠서 싱싱할 때 급속 냉동시켰다가, 필요할 때 각종 야채와 초고추장 양념으로 버무려 먹으면 맛있다.

나른한 몸을 활력 있게 바꿔 주는 풋콩

풋콩은 아직 덜 여문 콩으로, 주로 삶아서 먹기 위해 재배한다. 여름에 한창 나오며, 이 시기에 필요한 영양소가 가득 들어 있는 스태미나 채소다.

지방 함유량이 채소 가운데 가장 많으며, 단백질 함유량은 누에콩 다음으로 많아 계란과 맞먹는다. 질적으로 콩과 비슷하며, 콜레스테롤이 없고, 단백질도 양질이다.

가장 주목할 만한 영양소는 비타민 B_1으로, 풋콩 100g이면 하루 필요량의 3분의 1을 섭취할 수 있다. 비타민 B_1은 피로 회복과 각기병을 방지하는 비타민이므로, 충분히 섭취하면 몸의 나른함을 방지하여 피로를 이겨 낼 수 있는 체력으로 길러 준다. 비타민 B_1이 부족하면 다발성 신경염, 변비, 부종, 심장 비대 등을 초래한다. 비타민 B_1은 B_2, 니아신 등 다른 비타민 B군과 함께 섭취하면 더욱 효과적이다.

이 밖에 비타민 B_2, B_6, 니아신 등도 함유되어 있어 채소 가운데 B군 함유량이 높은 편이다. 카로틴은 미량이지만, 비타민 C는 삶은 풋콩에 오이의 2배, 가지의 5배가 넘게 들어 있다. 철분과 철분의 흡수를 돕는 구리도 풍부하므로 빈혈을 예방하는 효능도 있다.

식욕을 돋우고 기력을 보강하는 오크라

오크라는 아프리카 북동부가 원산지인 채소로, 이집트에서는 200여 년 전부터 재배해 왔다. 초여름에서 초가을까지가 제철인 오크라는 비타민 B_1이 풍부하여 여름에 기력을 잃지 않도록 해주는 채소다.

여름에는 땀과 함께 비타민 B_1, B_2, C 같은 수용성 비타민의 배설이 늘어나고, 더위에 대처하기 위해 비타민 B_1과 C의 소모량이 증가하므로 그만큼 많이 섭취해야 한다. 오크라에 함유되어 있는 비타민 C는 미량이지만, 카로틴 함유량은 토마토와 비슷하다. 비타민 E의 함유량은 채소 가운데 중간 정도다. 미네랄은 칼슘과 인이 균형 있게 함유되어 있어 칼슘 흡수율이 높다. 또한 마그네슘, 아연, 구리 등도 골고루 들어 있다.

점질물(粘質物)인 펙틴, 갈락탄, 아라반 같은 다당류를 함유하고 있어 독특한 찰기가 나고, 이것이 맛으로도 이어져 식욕을 돋운다. 끓는 물에 소금을 약간 넣고 살짝 데쳐 잘게 썬 오크라에 후추와 생강 저민 것을 넣고, 레몬즙과 간장으로 맛을 낸 반찬은 식욕이 없는 여름에도 입맛 당기는 음식이다.

항암 식품으로 각광 받는 매실장아찌

매실에는 암을 예방하거나 치료하는 데 도움이 되는 각종 비타민과 무기질이 매우 풍부하게 들어 있다. 일본어로는 우메보시라고 하며 최근에는 항암 식품으로서의 매실 기능이 부각되어 연구도 활발하게 진행되고 있다.

전통적으로 한방에서는 남쪽 지방에서 6월 중순부터 7월 초에 수확된 매실을 모아 껍질을 벗긴 뒤 연기에 훈증해 검게 말린 오매(烏梅)란 한약재를 만들어 1년 내내 사용해 왔다.

청매실에는 청산(靑酸)이 함유되어 있어 그냥 먹을 수는 없지만, 완숙하거나 가공하면 청산이 없어진다. 매실의 강한 신맛의 주성분은 구연산과 사과산으로, 소화 효소의 분비를 높여 식욕을 돋우고 소화를 돕는다. 또한 당질의 대사 산물인 피루브산과 유산의 분해를 촉진하여 피로 물질이 쌓이는 것을 막는다. 그러므로 매실 가공품을 상시 복용하면 근육 결림을 방지하고, 피로에 강해진다.

조리법
① 청매실을 씻어서 씨를 도려 낸 다음 매실 100g에 노란 설탕 150g의 비율로 섞어 독에 넣는다.
② 약 2개월 동안 발효시킨 뒤 매실을 건져 내어 끓여서 식힌 조선 간장에 푹 잠기도록 담는다.
③ 1주일이 지난 뒤 매실을 건져 내고, 간장을 끓인 후 식혀서 다시 매실을 넣는다. 3, 4개월이 지나면 맛있는 매실장아찌가 된다.

기력을 높이고 감기를 예방하는 청매실 꿀조림

장마 때는 기온과 습도가 높아 피로가 쉽게 쌓이고 불쾌해지기 십상이다. 이럴 때는 제철에 나오는 청매실을 꿀에 재어 2~3알을 먹으면 좋다.

매실에 들어 있는 구연산을 비롯한 각종 유기산과 꿀의 주성분인 과당, 포도당 등의 상승 작용으로 에너지가 금세 보충되고, 체내에 쌓인 피로 물질을 분해시켜 몸에 활력을 준다. 여름에 기력을 잃지 않도록 도와주고 감기 예방에도 좋다.

조리법
① 청매실 1.5kg을 상처가 나지 않도록 흐르는 물에 씻어서 꼭지를 떼고, 대나무 꼬챙이로 구멍을 뚫은 다음 수도꼭지를 조금만 틀어 반나절 정도 흐르는 물에 담가 놓는다.
② 납작한 냄비에 ①을 가지런히 담고 물을 가득 부어 매실이 튀지 않을 정도의 불로 2번 데친다.
③ ②를 1알씩 열매가 뭉그러지지 않도록 소쿠리에 담아 30분 가량 물기를 뺀다.
④ ③을 납작한 냄비에 담아 꿀 600~800g을 넣고 30분 동안 잰 다음 끓인다. 끓어오르면 불을 약하게 줄이고 뚜껑을 닫아 떫은맛을 없앤다.
⑤ ④의 국물이 호박색으로 될 때까지 조린다.

피로를 빨리 풀어 주는 흑설탕

　흑설탕은 사탕수수를 짜 낸 즙액에 석회를 넣고 바싹 조린 정제하지 않은 설탕이다.

　단백질이 과일보다 많고, 칼슘은 우유의 2.4배, 철은 시금치의 약 1.3배를 함유하고 있다. 마그네슘과 아연, 구리 같은 미네랄도 풍부하다. 비타민으로는 B_1, B_2, 니아신 같은 B군이 미량이나마 들어 있다.

　설탕 같은 당분은 에너지를 빨리 보충하기 때문에 피로를 잘 풀어 준다. 설탕이 에너지로 바뀔 때 비타민 B_1이 필요한데, B_1을 함유하고 있지 않은 백설탕은 체내의 B_1을 소비시키므로 오히려 역효과가 난다. 또한 당분은 칼슘을 소비하기 때문에 칼슘이 없는 백설탕보다 칼슘이 풍부한 흑설탕이 피로 회복제로 적당하다. 그렇지만 지나치게 섭취하면 중성 지방이 늘어나거나 혈당치가 높아져 비만과 당뇨병의 원인이 된다.

빈혈과 황달에 좋은 바지락

'겨울 바지락, 복더위 바지락'이라는 말이 있다. 이는 한겨울과 한여름처럼 건강을 잃기 쉬운 계절에 바지락을 먹어 체력을 보강한다는 의미다. 바지락이 맛있을 때는 산란 후 글리코겐이 증가하는 겨울이지만, '복더위 바지락은 보약'이라고 할 만큼 여름에 기력을 잃는 것을 방지해 준다.

또한 황달에는 바지락 된장국이 좋다. 바지락에 메티오닌과 시스틴 등의 필수 아미노산, 타우린, 비타민 B_2, B_{12}가 풍부하게 들어 있어 간 기능을 항진시키기 때문이다.

이 밖에 칼슘이 많이 함유되어 있고, 인과의 비율도 좋다. 체내에서 비타민 D로 바뀌는 프로 비타민 D와 아연이 풍부하여 스트레스 해소에 도움이 된다. 특히 철분과 철분 흡수를 돕는 구리도 많아 빈혈을 예방하는 데도 효과적이다.

바지락은 맛이나 영양 면에서 된장국으로 먹는 것이 가장 좋다.

조리법
① 바지락은 하룻밤 정도 물에 담가 해감을 시킨 후 된장 국물과 쇠고기를 함께 넣고 끓인다.
② 끓는 국물에 시래기와 두부를 넣고 다시 한소끔 끓인다.
③ ②가 끓으면, 파, 마늘을 넣고 한 번 더 끓인다. 된장국 간은 된장으로만 해야 구수한 맛을 낼 수 있다.

변비와 성인병을 예방하는 보리밥

보리는 '오곡의 장'이라고 불릴 정도로 훌륭한 식품이다. 쌀에 비해 비타민, 칼슘, 철분도 많아 빈혈, 고혈압 등의 예방 효과가 크며, 섬유질이 많아 변비를 예방해 주고, 장 운동을 활발하게 하여 소화 작용을 돕는다.

보리는 추위 속에서 자란 한기가 응축된 냉성 식품이므로, 봄이나 여름에는 더위를 식혀 주는 역할을 하여 체질적으로 비위에 열이 많은 소양인에게는 그 열을 식혀 주는 역할을 한다. 반면 비위가 냉한 소음인에게는 자칫 비위를 더욱 강하게 만들 염려가 있기 때문에 소음인 체질의 사람은 보리 음식을 피하는 것이 좋다.

보리죽을 자주 먹으면 위와 장의 기능이 강화되고 소화도 잘된다. 쌀보다 단백질 함량이 높고 필수 아미노산도 많아 쌀밥 위주의 식생활에서 오는 영양의 불균형을 막아 주며, 혈관의 노화 방지, 기미 예방, 위장 보호, 성인병 예방 등의 효능이 있다.

민간요법
- 당뇨병: 보리밥에는 혈당을 억제하는 성분이 있어 주식으로 하면 매우 효과적이다.
- 황달: 어린 보리를 찧어서 즙을 내어 매일 식간에 마신다.
- 소화 불량, 헛배가 부를 때, 구토, 설사, 각기병: 엿기름을 복용하면 좋다.

피로 회복과 소화를 도와주는 파인애플

　파인애플은 평균 기온이 20도 이상인 열대 기후에 적당하고, 건조한 기후에서도 잘 자라는 과일이다.
　주성분은 당질로 대부분 자당이며, 산은 구연산, 사과산이 주종을 이루고 있다. 특히 비타민 B_1이 많이 함유되어 있어 파인애플 100g이면 하루 필요량의 약 7분의 1을 섭취할 수 있다. 비타민 B_1과 구연산은 피로의 원인이 되는 피부르산과 유산의 분해를 촉진하여 피로를 빨리 풀어 준다.
　비타민 C의 함유량은 과일치고는 적은 편이어서 감귤류의 4분의 1 정도다. 바나나와 거의 비슷한 함유량이고, 사과의 약 4배 가량이다. 미네랄은 칼륨, 아연, 구리가 약간 많은 정도다.
　파인애플에는 브로멜라인이라는 단백질 분해 효소가 들어 있어 고기나 생선, 치즈 같은 단백질 식품을 많이 섭취한 뒤에 먹으면 소화 흡수를 도와준다. 특히 질긴 고기에 파인애플을 넣으면 고기가 연해지고 맛도 좋아지는데, 돼지고기와는 찰떡 궁합이다. 탕수육과 카레라이스에 넣으면 맛도 순해지고 영양도 만점이다.

피로와 권태를 물리치는 부추

　부추는 '오장의 기능을 진정시키고 위의 열기를 없애는 것으로 알려진 장에 좋은 채소다. 이는 부추 냄새의 성분인 황화아릴에 살균력이 있기 때문이다. 또한 마늘과 마찬가지로 비타민 B_1의 흡수를 돕는 알리신이 들어 있어 B_1 부족으로 생기는 피로와 권태감을 예방하고, 스태미나를 길러 준다.
　비타민 C의 함유량은 많지 않지만 오이의 2배 가량 되고, 카로틴과 비타민 E가 매우 풍부하게 들어 있다. 특히 카로틴 함유량은 유채와 비슷하다. 카로틴과 비타민 E는 기름과 함께 섭취하면 흡수가 좋아지므로, 부추볶음은 혈액 순환을 원활하게 해주고 피부를 윤기 나게 한다. 특히 비타민 B_1이 많이 든 간과 함께 볶아서 먹으면 풍부한 영양을 섭취할 수 있다.
　칼슘 함유량은 유채의 6분의 1 정도지만 인과의 비율이 양호하다. 빈혈 예방에 중요한 구리와 칼륨이 풍부하여 혈압이 높은 사람에게 권할 만한 채소다. 부추와 버섯을 기름에 볶아 계란으로 싸서 먹으면 손쉬운 피로 회복 요리가 된다.

몸의 열기를 식혀 주는 여름 채소, 여주

여주는 동인도와 열대 아시아가 원산지이며, 중국이나 동남아시아에서는 여름에 기력 상실을 예방하는 중요한 건강 채소다.

과피에는 매우 쓴맛이 있고, 이 쓴맛 성분이 위벽을 자극해 소화를 돕고, 더위에 약해진 위장을 회복시켜 식욕을 돋운다. 특히 여름에 많이 필요한 비타민 C가 매우 풍부하고, 함유량은 오이의 10배나 된다.

여주는 보통 기름에 볶아서 먹는다. 하지만 볶아도 비타민 C는 거의 파괴되지 않고, 함유량이 토마토의 5.5배, 가지의 22배나 되어 여름 채소 가운데 가장 많다.

카로틴 함유량도 오이의 1.7배나 된다. 칼륨이 풍부하여 이뇨 작용을 돕고, 몸에 있는 열기를 식혀 준다.

조리법
- 여주를 두부, 돼지고기와 함께 볶아 먹으면 여름을 건강하게 지낼 수 있다.
- 여주를 얇게 썰어 소금에 문질러 살짝 씻어 낸 다음 꼭 짜서 미역과 함께 간장, 식초, 가다랑어포를 넣고 무치면 술안주로도 좋다.

뼈의 노화 방지와 생리 불순에 좋은 대합조개

대합의 맛 성분은 글리신, 알라닌, 글루타민산 같은 아미노산과 글리코겐, 호박산이며, 간장에 중요한 성분이기 때문에 충분히 섭취하면 간 기능이 좋아져 활력을 높일 수 있다. 비타민 B_2와 B_{12}도 들어 있어 간 기능을 돕는다.

생대합의 칼슘 함유량은 바다 조개 가운데 가장 많고, 인과의 비율도 매우 양호하다. 또한 뼈에 필요한 마그네슘과 아연이 풍부하게 들어 있어 뼈의 노화 방지에도 효과적이다. 철분도 풍부하고, 조혈 작용을 돕는 구리도 함유되어 있다. 더욱이 비타민 B_{12}가 철분의 흡수 작용을 도와 빈혈과 생리 불순의 개선에도 효과가 있다.

콜레스테롤의 함유량이 적고 열량도 100g에 60kcal밖에 되지 않는 저열량이므로, 당뇨병, 심장병, 고지혈증인 사람도 안심하고 먹을 수 있다.

조리법
① 조개는 소금물에 담가 놓아 해감을 토하게 한 후 깨끗이 씻는다.
② 다시마는 젖은 행주를 꼭 짜서 문질러 깨끗이 닦는다.
③ 냄비에 물을 붓고, 조개와 멸치, 다시마를 넣고 맑은 장국을 끓인다.
④ 국이 끓으면 소금과 간장, 다진 마늘을 넣고 다시 한 번 끓인다.

칼슘과 단백질을 보충하는 강낭콩

강낭콩은 전분이 많아 단맛이 나며, 주성분은 탄수화물 61.4%와 단백질 20.2%다. 단백질의 70%는 글로블린이며, 나머지는 알부민과 글루테린이다. 비타민과 미네랄, 식물 섬유가 평균적으로 들어 있다. 특히 칼슘과 인의 비율이 좋아 칼슘을 보충하는 데 효과적이다.

단백질의 함유량은 채소 가운데 중간 정도지만, 성장과 발육에 필요한 리신이 풍부하게 함유되어 있다. 카로틴 함유량은 토마토의 1.2배이고, 몸의 나른함을 없애 주는 중요한 비타민인 B_1과 B_2도 많이 들어 있다.

강낭콩은 제철인 여름철에 먹으면 여름에 부족하기 쉬운 단백질을 보충할 수 있으며, 몸이 부었을 때 먹으면 부기가 빠진다. 보통 깨소금을 넣고 무치는데, 깨소금에는 단백질, 철, 비타민 B군이 풍부하여 피로 회복에 매우 좋다. 볶음, 조림, 샐러드, 초무침 등에 넣으면 여름철 식욕 부진을 방지할 수 있다.

조리법
① 약 1시간 30분 정도 불린 콩에 물을 붓고 끓인다.
② 콩이 반숙으로 익으면 간장, 맛술, 설탕을 넣고 조린다.
③ 간장의 분량이 3분의 2로 줄어들었을 때 물엿을 넣고 불을 세게 하여 윤기가 날 때까지 조린 다음 통깨를 뿌려 그릇에 담아서 먹는다.

하루 10알의 은행을 먹으면 정력이 강해진다

　은행나무는 지구상에 존재하는 가장 오래된 식물로서, 원산지는 중국이다. 은행의 성분을 보면, 혈관벽에 들러붙은 지방의 찌꺼기를 제거하는 레시틴과 비타민 D의 모체가 되는 엘고스테린이 함유되어 있다. 이는 칼슘의 흡수를 돕고 골연화증을 예방하는 데 꼭 필요한 성분이다.

　정력을 강화시키는 비타민 B_1과 E가 풍부하며, 씨앗 열매에는 거의 없는 카로틴과 비타민 C도 들어 있다. 이러한 비타민은 몸의 면역 기능을 높이는 데 필요하다. 또한 혈관 속에 있는 콜레스테롤과 중성 지방을 억제하는 작용도 있다.

　은행잎에는 혈액 순환을 도와주고, 혈액의 노화를 예방하며, 얼굴의 잔주름을 막아 주는 성분이 들어 있다. 은행은 계절에 따라 맹독성 청산 화합물이 생성되기 때문에 때때로 중독 사건이 발생하며, 중추 신경의 자극과 마비를 일으키기도 한다. 하지만 잘 익은 은행을 하루 10개 가량 먹으면 강정 효과를 볼 수 있다. 은행잎차나 엑기스차를 자주 마시는 것도 좋다.

민간요법

- 오줌싸개 어린이에게 하루 5개 정도의 은행을 구워 먹이면 며칠 이내에 효과를 볼 수 있다.
- 기름에 조려 하루 10개씩 먹으면 결핵이나 기침 등에 효과가 뛰어나다.

저항력과 면역력을 높여 주는 지치

지치는 열대 아시아에서 흔히 식용하는 채소로, 스리랑카에서는 2,000년 전부터 먹은 것으로 전해진다.

지치의 주목할 만한 성분은 칼슘으로, 우유의 2배, 시금치의 4배나 들어 있다. 카로틴 함유량도 유채보다 10% 가량 많다. 비타민 C의 함유량은 딸기와 비슷하고, 물에 데치면 20% 정도 감소하지만 풍부한 편이다.

지치에는 칼슘, 카로틴, 비타민 C가 매우 풍부하기 때문에 강력한 항암 작용을 하고, 저항력과 면역력을 높이며, 몸에 활력을 준다. 또한 오크라처럼 점질물이 함유되어 있어 배변 효과가 있다.

지치볶음 조리법
① 지치를 끓는 물에 데친다.
② 가다랑어포와 뱅어포, 김, 깨소금을 뿌리고 고기와 함께 지치를 볶는다.
③ ②에 간장, 술, 후추로 맛을 내면 된다.

체력과 스태미나를 보강하는 아스파라거스

유럽에서는 아스파라거스를 기원전부터 식용해 왔으며, 흰색과 푸른색의 2종류가 있다.

통조림으로 만드는 흰색은 고운 흙을 덮어 흰색으로 연화시킨 어린줄기를 땅 위로 나오기 전에 수확하는 것이다. 푸른색은 흙을 북돋아 주지 않고 그대로 키운 어린줄기다. 갓 나온 어린줄기는 떫은 맛이 없고 연해서 된장에 찍어 날것으로 먹어도 매우 맛있다.

영양 면에서는 흰색보다 푸른색이 비타민이 풍부하고 우수하다. 특히 카로틴과 비타민 K, 엽록소는 푸른색에만 들어 있다. 비타민 E, B_1, B_2, B_6도 푸른색이 2~3배 더 많고, 고혈압 예방 효과가 있는 루틴도 푸른색에 많이 함유되어 있다.

그 밖의 특징은 신진대사를 촉진하는 아미노산의 일종인 아스파라긴산이 풍부하여 단백질의 절반 가량을 차지하고 있다. 아스파라긴산이라는 화학명은 아스파라거스에서 처음 발견되어 붙여진 이름이다. 아스파라긴산은 체력과 스태미나 강화에 도움이 되는 아미노산이다.

아침 식사 대용으로 좋은 바나나

바나나의 주성분은 당질로, 1개에 약 23g이 들어 있다. 이 함유량은 감자의 1.3배, 고구마의 0.8배, 밥의 0.7배에 해당한다. 과일 가운데 당질이 가장 많고, 익을수록 과당, 포도당, 자당이 늘어나 단맛이 생긴다. 열량은 1개가 약 90kcal이며, 자전거로 30분 정도 달려야 소비되는 열량이다.

아침 식사를 거르고 출근하는 사람이 많이 늘고 있는데, 최소한 바나나 1개라도 먹으면 포도당과 과당이 에너지가 되어 두뇌에 활력을 주게 된다. 특히 뇌는 포도당만을 필요로 하기 때문에 자는 중에도 소비하여 아침에 일어나면 포도당이 부족한 상태가 된다. 이때 아침 식사까지 거르게 되면 머리의 회전이 둔해져 멍한 상태가 되기 십상이다. 바쁘다고 아침을 거르기보다는 당질과 에너지를 공급해 주는 바나나를 적절히 활용하는 것도 건강한 생활을 유지하는 방법이 될 수 있다.

바나나의 향 성분은 초산 에틸, 초산 이소아밀 등으로 식욕을 돋우고 소화를 돕는다. 셀룰로오스와 헤미셀룰로오스 같은 식물 섬유와 당질은 장에 있는 노폐물을 알맞게 발효시켜 배변을 원활하게 해준다. 변비가 심한 사람은 아침에 얇게 썬 바나나를 플레인 요구르트와 꿀에 섞어 먹으면 한결 기운이 난다.

미열과 비만에 좋은 나도팽나무버섯

천연의 나도팽나무버섯은 늦가을에 너도밤나무나 저습지의 썩은 나무에서 자란다. 인공 재배도 활발하여 너도밤나무의 원목을 이용하거나 톱밥에서 배양하기도 한다.

생버섯은 독특한 점액질이 있어 가공품보다 훨씬 맛있다. 된장국에 넣으면 국이 잘 식지 않고 몸을 따뜻하게 해주므로, 추운 겨울 아침에 먹으면 매우 좋다.

점질물의 풍미와 매끄러운 맛이 있지만, 하지만 선도가 금세 떨어져 쉰 냄새가 나기 때문에 신선한 것을 골라야 한다. 생나도팽나무버섯의 보존 기간은 냉장고에서 2~3일 정도다.

영양 면에서는 비타민 B_1과 B_2, B_6, 니아신 등을 함유하고 있어 구내염과 구각염을 예방한다. 또한 열량이 적어 비만 예방에도 좋다.

조리법
- 감기로 미열이 날 때는 흰죽에 나도팽나무버섯, 우메보시, 파드득나물 등을 곁들여 먹으면, 땀이 나고 미열도 내려 몸이 한결 가뿐해진다.
- 나도팽나무버섯과 멸치를 무즙에 무치고, 간장으로 양념하면 맛있는 술안주가 된다.

더위와 냉방병에는 동아가 최고

동아(冬瓜)가 나오는 계절은 여름으로, '동(冬)'이라는 글자가 들어간 것은 저장하여 겨울까지 먹을 수 있다는 데서 유래한다.

원산지는 인도로, 아시아 열대와 중국에서 오랫동안 재배해 온 식물이다. 모양은 원형이나 타원형으로, 큰 것은 30kg이나 된다. 우리에게 익숙한 채소는 아니지만 '열을 내려 주는 채소'로 알려지고 있다. 중국에서는 더위 때문에 비정상적으로 항진한 몸의 신진대사를 정상으로 만들고, 위장의 쇠퇴를 막는 등 여름에 건강을 지키는 약으로 이용하고 있다.

동아는 대부분 수분이어서 맛과 향이 매우 담백하다. 과육이 부드러워 잘 넘어가고, 맛이 상큼하여 독특한 청량감을 느끼게 한다.

영양 면에서는 비타민 C의 함유량이 풍부하여 토마토의 2배나 된다. 이 밖에 칼륨이 풍부하여 이뇨와 소염 작용을 하고, 냉음료와 폭음으로 생긴 위 속의 고인 물을 없애 주고 염증을 가라앉힌다. 또한 심장병과 신장병으로 인한 부종도 낫게 한다. 생강즙을 뿌린 동아 요리는 냉방으로 인한 여러 가지 증상과 거칠어진 피부에 효과가 있다.

간장과 근육을 튼튼하게 해주는 전복

전복은 값이 비싼 해산물로, 대부분 보신이나 약재로 쓰여진다. 보통 4~5월에 산란을 하는데, 이 시기에는 전복 내장에 독성이 있으므로 장이 약한 사람은 내장의 생식을 피하는 것이 좋다.

전복은 간 기능 활성화에 탁월한 효과가 있으며, 산모의 젖이 잘 나오지 않을 때도 전복을 고아 먹으면 효능을 바로 볼 수 있다. 단백질과 비타민 B_1이 많이 함유되어 있고, 아연과 구리가 풍부하다. 내장에는 요오드, 카로틴, 비타민 B군이 풍부하여 강정 효과도 있다.

하지만 클로로필(엽록소) 유도체를 함유하고 있어 자외선을 충분히 쐬기 전에 채취하면 기미나 습진의 원인이 된다. 이 밖에 고혈압, 현기증, 귀울림, 시력 증진, 피로 회복 등에도 좋다.

우리나라에서는 전복을 살짝 데쳐 초고추장에 찍어 술안주로 먹거나, 전복죽으로 먹는다. 전복죽은 영양이 풍부하여 회복기 환자나 숙취 해소에 매우 좋다.

전복죽 조리법
① 쌀을 잘 불린 다음 전복의 내장과 같이 참기름에 볶는다.
② 쌀에 내장 물이 배어들 때까지 볶다가 팔팔 끓는 뜨거운 물을 부어 죽을 끓인다.
③ 죽이 끓어 완성될 무렵에 전복을 넣어야 특유의 야들야들하고 부드러운 맛을 느낄 수 있다.

영국 왕실이 애용하는 천연 영양제, 로열 젤리

로열 젤리는 일벌의 분비물이다. 암컷 유충 가운데 단 1마리가 일벌의 로열 젤리를 모두 받는다. 그리고 그 암컷이 자라 여왕벌로 군림한다. 여왕벌은 일벌의 2배나 되는 체중과 40배나 되는 수명을 지니고 있으며, 하루 2,000~3,000개의 알을 낳는다. 일벌은 부화 직후 며칠밖에 로열 젤리를 받지 못해 산란 기능이 없고, 수명도 40~50일 정도다.

여왕벌의 생명력의 원천인 로열 젤리는 수많은 학자들의 연구 대상이 되고 있다. 우선 단백질과 비타민 B 복합체가 많고, 그 밖의 다른 비타민, 미네랄, 효소, 호르몬 등 다양한 성분과 호르몬 생성을 촉진하는 물질이 들어 있다.

로열 젤리는 단백질 속에 생체의 감염 방어 기능을 증강시키는 작용이 있으며, 영국 왕실과 대처 전 수상도 애용하는 것으로 알려지고 있다. 로열 젤리는 온몸의 기능을 향상시키고 호르몬 작용을 높이는 천연 영양제라는 사실은 대부분이 인정하고 있다.

심장과 폐장을 튼튼하게 해주는 백합 뿌리

백합의 알뿌리는 형태상으로는 비늘줄기이다. 줄기가 변한 부분에 잎이 변하여 두꺼워진 비늘조각잎이 형성되어 있으며, 주로 늦가을에서 이른 봄까지 많이 나온다. 재배종은 알뿌리가 크며, 쓴맛이 적고, 고구마 같은 단맛이 나면서 독특한 맛이 난다.

주성분은 전분으로, 약 30%가 함유되어 있다. 열량은 고구마와 비슷하고, 단백질은 고구마의 3배에 해당한다. 비타민으로는 B군과 C가 약간 들어 있고, 카로틴은 미량이다. 그러므로 카로틴이 풍부하게 함유되어 있는 녹황색 채소를 곁들여 먹으면 비타민을 고루 섭취할 수 있다. 미네랄은 철분과 칼륨이 매우 풍부하다.

한방에서는 주로 심장과 폐장을 튼튼하게 하는 데 사용하며, 신경쇠약이나 대소변이 잘 나오지 않을 때도 사용한다. 특히 백합을 장기간 먹으면 흉부 질환을 예방할 수 있고, 불면증이나 여성의 갱년기 장애 등에도 효과가 있다. 주의할 점은, 건기침에는 좋지만 감기로 인한 기침이나 위장의 기능이 저하되어 있는 사람에겐 좋지 않다.

조리법
- 백합죽:쌀로 죽을 끓인 후 백합을 넣어 끓여서 먹는다. 이때 건조된 백합은 쌀과 백합의 비율을 2:1로, 신선한 경우는 1:1로 넣으면 된다.
- 백합차:건조된 백합을 살짝 씻어 먼지 등을 제거하고, 백합과 꿀을 1:1로 재어 30분~1시간 가량 두었다가 찜통에서 1시간 정도 찐다. 찐 것을 잘 휘저어 식힌 뒤 병에 보관하고, 아침 저녁으로 소량씩 먹는다.

한여름의 불로장생약, 수박

　수박은 여름철의 대표적인 과실로서 이집트에서는 4,000년 전부터 재배하여, 과육보다는 씨를 먹었다.
　단맛을 내는 당분은 과당이 가장 많이 들어 있고, 그 밖에 포도당, 자당, 덱스트린이 함유되어 있다. 과당과 포도당은 즉시 에너지로 전환되므로, 여름 무더위에 지친 몸을 풀어 주는 데에는 시원한 수박이 최고다. 성분의 90% 이상이 수분이므로 갈증을 해소하고, 풍부하게 함유된 칼륨의 상승 작용으로 몸이 상쾌해진다.
　비타민 C의 함유량은 미량이지만, 비타민 A는 풍부한 편이다. 특수 성분으로는 이뇨 작용을 돕는 시트룰린이라는 아미노산을 함유하고 있어 이뇨 효과가 있고 부종을 없애 준다. 옛부터 수박이 신장병으로 인한 부종에 좋다고 알려진 것도 이 성분 때문이다. 하지만 칼륨을 제한하고 있는 사람은 의사의 지시를 받아야 한다.
　수박은 몸을 차게 하므로 밤보다는 태양이 내리쬐는 한낮에 먹는 것이 좋다. 수박 씨에는 단백질, 비타민 B군, E가 풍부하게 들어 있어 중국에서는 불로장생, 강장, 강정에 좋은 식품으로 여겨 많이 섭취하고 있다.

허약 체질을 개선하는 벌의 유충

중국에서는 옛부터 벌의 유충을 약용으로 귀하게 여겼다. 벌의 유충은 땅말벌, 장수말벌, 꿀벌, 쌍살벌 등의 유충이다. 이 유충을 통째로 먹기 때문에 유충이 함유하고 있는 생명력을 높이는 다양한 영양소를 섭취할 수가 있다.

단백질은 아미노산 구성이 우수하고, 철분 함유량이 많으며, 비타민 A, B_1, B_2, 니아신 같은 B군도 매우 풍부하게 들어 있다. 특히 비타민 B_2는 고기와 생선에 비해 약 10배나 많다.

옛날에는 병이 갓 나은 사람의 체력 회복이나 산후 조리, 또는 불임 부부가 먹으면 좋다고 알려진 귀한 식품이다.

유충은 미림과 간장을 넣어 짭잘하고 달착지근하게 조리거나, 볶아서 먹는다. 통조림은 맛이 진하여 데친 야채와 함께 무치거나, 무즙에 버무리거나, 김으로 싸서 먹는다. 체력에 자신이 없는 사람의 자양 강장 식품으로 매우 효과적이다.

먹어서 약이 되는 음식

마늘

고혈압 예방, 스태미나 강화, 혈전 방지, 혈관의 노화 예방, 혈액 순환 등을 원활하게 해준다. 강력한 살균 작용으로 식중독과 설사에 효과적. 피로, 스트레스, 신경통, 각기병, 등을 냉증이나 부종에도 효과가 있다.

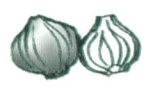
양파

당질이 많이 함유된 채소. 신진대사를 촉진하여 피로를 거뜬히 물리치는 체력으로 향상시킨다. 몸이 항상 나른하고 다리가 무거운 만성 피로를 해소하는 데 좋다.

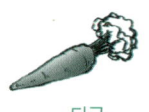
당근

대표적인 녹황색 채소로, 비타민 A와 C의 보고. 단맛이 강하기 때문에 나물이나 김치, 샐러드 등에 많이 이용하며, 피부에 좋다. 강력한 항산화 작용으로, 피로와 노화를 예방한다.

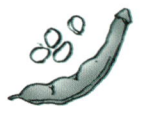
그린피스

성장과 정자의 생성, 스태미나 강화에 좋으며, 습진, 아토피성 피부염, 피로 회복에도 좋다. 콜레스테롤의 대사를 원활하게 하고, 뇌 기능을 활성화시켜 건망증 방지에도 도움이 된다.

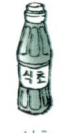
식초

인간이 만든 최초의 조미료. 유기산이 풍부하여 인체의 신진대사를 도와준다. 체액을 약알칼리로 유지시켜 주고, 항스트레스 호르몬인 부신 피질을 배출해 준다. 기미와 검버섯, 여드름 같은 신체의 독을 없애 주며, 비만과 동맥경화 예방에도 좋다.

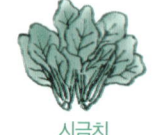
시금치

짙은 녹색의 시금치에는 비타민과 미네랄이 풍부하게 들어 있으며, 함유량은 봄, 여름철의 담록색 시금치의 2배나 된다. 카로틴이 매우 풍부하며, 데친 시금치에 들어 있는 비타민 C는 토마토의 2.2배, 비타민 E는 유채의 2배다. 칼륨, 마그네슘, 아연, 구리 등도 풍부하게 들어 있다.

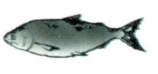
연어

머리끝에서 꼬리까지 하나도 남김없이 먹을 수 있는 자양이 풍부한 생선. 지방이 적고 맛이 담백하여 피부 미용과 다이어트 식품으로 좋다. 연어 알젓에는 비타민 A, E, B군, 철, 등이 풍부하여 빈혈, 냉증, 불임 등에 효과적이다.

먹어서 약이 되는 음식

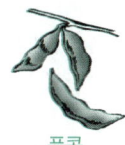
풋콩

여름에 한창 나오며, 이 시기에 필요한 영양소가 가득 들어 있는 스태미나 채소. 지방 함유량이 채소 가운데 가장 많으며, 단백질은 누에콩 다음으로 많아 계란과 맞먹는다. 몸의 나른함을 방지하며, 피로에 강한 체력으로 길러 준다.

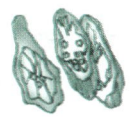
오크라

초여름에서 초가을까지가 제철이며, 비타민 B_1이 풍부하여 여름에 기력을 잃지 않도록 해준다. 비타민 C는 미량이지만, 카로틴은 토마토와 비슷하다. 비타민 E는 채소 가운데 중간 정도이며, 칼슘 흡수율이 높다.

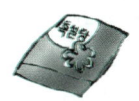
흑설탕

과일보다 단백질이 많고, 칼슘은 우유의 2.4배, 철은 시금치의 약 1.3배를 함유하고 있다. 마그네슘과 아연, 구리 같은 미네랄도 풍부하며, 피로 회복제로도 효과적이다.

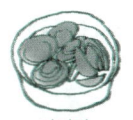
바지락

복더위 바지락은 보약과 같다. 한여름처럼 건강을 잃기 쉬운 계절에 바지락은 기력을 잃는 것을 방지해 준다. 간 기능을 항진시키며, 황달과 스트레스 해소에 도움이 된다. 철분이 풍부하여 빈혈을 예방하는 데도 효과적이다.

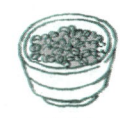
보리밥

쌀에 비해 비타민, 칼슘, 철분이 많아 빈혈, 고혈압 등의 예방 효과가 크며, 섬유질이 많아 변비를 예방해 주고, 장 운동을 활발하게 하여 소화 작용을 돕는다. 혈관의 노화 방지, 기미 예방, 위장 보호, 성인병 예방 등에 좋다.

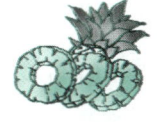
파인애플

주성분은 당질이며, 산은 구연산과 사과산이 주종을 이루고 있다. 비타민 B_1이 많아 파인애플 100g이면 하루 필요량의 7분의 1을 섭취할 수 있다. 고기나 생선, 치즈 같은 단백질 식품을 많이 섭취한 뒤에 먹으면 소화 흡수를 도와주며, 돼지고기와 궁합이 잘 맞는다.

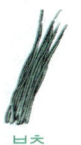
부추

피로와 권태감을 예방하고, 스태미나를 길러 준다. 비타민 C의 함유량은 오이의 2배 가량 되고, 카로틴과 비타민 E가 매우 풍부하다. 부추볶음은 혈액 순환을 원활하게 해주고, 피부를 아름답게 가꿔 준다.

먹어서 약이 되는 음식

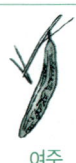
여주

여름철에 기력을 보강해 주는 중요한 건강 채소. 과피에 있는 쓴맛 성분이 위벽을 자극하여 소화를 돕고, 더위에 약해진 위장을 회복시켜 식욕을 돋운다. 이뇨 작용을 돕고, 몸에 있는 열기를 식혀 준다.

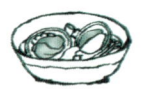
대합조개

간 기능 회복에 좋다. 뼈의 노화 방지에 효과적이며, 빈혈과 생리 불순의 개선에도 효과가 있다. 콜레스테롤의 함유량이 적고 저열량이므로, 당뇨병, 심장병, 고지혈증인 사람도 안심하고 먹을 수 있다.

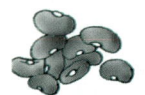
강낭콩

칼슘을 보충하는 데 효과적이다. 제철인 여름에 먹으면 여름에 부족하기 쉬운 단백질을 보충할 수 있으며, 몸이 부었을 때 먹으면 부기가 빠진다. 피로 회복과 식욕 부진에도 좋다.

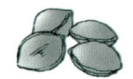
은행

몸의 면역 기능을 높이며, 콜레스테롤과 중성 지방을 억제한다. 은행잎에는 혈액 순환을 도와주고, 혈액의 노화를 예방하며, 얼굴의 잔주름을 막아 주는 성분이 들어 있다.

지치

칼슘이 유유의 2배, 시금치의 4배나 들어 있고, 카로틴도 유채보다 10% 가량 많다. 비타민 C의 함유량은 딸기와 비슷하다. 강력한 항암 작용을 하고, 저항력과 면역력을 높이며, 몸에 활력을 준다.

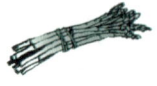
아스파라거스

흰색과 푸른색의 2종류가 있다. 영양 면에서는 흰색보다 푸른색에 비타민이 더 많이 들어 있다. 특히 카로틴과 비타민 K, 엽록소는 푸른색에만 들어 있다. 체력과 스태미나 강화에 도움이 된다.

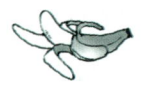
바나나

바나나의 향 성분은 식욕을 돋우고 소화를 돕는다. 식물 섬유와 바나나의 당질은 장 속의 노폐물을 알맞게 발효시켜 배변을 원활하게 한다. 변비가 심한 사람은 아침에 얇게 썬 바나나를 플레인 요구르트와 꿀에 섞어 먹으면 효과를 볼 수 있다.

먹어서 약이 되는 음식

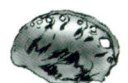
전복

간 기능 활성화에 탁월한 효과가 있으며, 고혈압, 현기증, 귀울림, 시력 증진, 피로 회복 등에 좋다. 내장에는 요오드, 카로틴, 비타민 B군이 풍부하여 강정 효과가 있다. 전복죽은 영양이 풍부하여 회복기 환자나 숙취 해소에 매우 좋다.

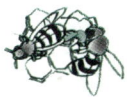
로열 젤리

여왕벌의 생명력의 원천인 로열 젤리는 단백질과 비타민 B 복합체가 많고, 미네랄, 효소, 호르몬 등 다양한 성분과 호르몬 생성을 촉진하는 물질이 들어 있다. 온몸의 기능을 향상시키고, 호르몬 작용을 높이는 천연 영양제.

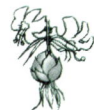
백합 뿌리

녹황색 채소를 곁들여 먹으면 비타민을 고루 섭취할 수 있으며, 철분과 칼륨이 많이 함유되어 있다. 한방에서는 주로 심장과 폐장을 튼튼하게 하는 데 사용하며, 불면증이나 여성의 갱년기 장애에 효과가 있다.

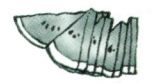
수박

여름철 무더위에 지친 몸을 풀어 주는 효능이 탁월하다. 성분의 90% 이상이 수분이므로 갈증을 풀어 주고, 몸을 상쾌하게 한다. 이뇨 효과와 부종을 없애는 작용이 뛰어나다.

벌의 유충

병이 갓 나은 사람의 체력 회복이나 산후 조리, 불임 부부가 먹으면 좋다. 벌의 유충을 통째로 먹으면 유충이 함유하고 있는 다양한 영양소를 섭취할 수 있다. 단백질과 철분이 많이 들어 있으며, 비타민 B군도 매우 풍부하다.

제3장
병을 예방해 주는 음식

골다공증을 예방하는 식초

식초의 강한 산은 음식의 부패를 방지하고, 식품에 붙어 있는 세균을 죽여 식중독을 막는다.

보통 어패류를 초무침으로 요리할 때 식초로 한 번 씻어 내는데, 살균과 비린내를 없애기 위한 것이다. 또한 날생선을 식초에 담그는 것은 살균과 보존을 높이는 것 외에도 맛을 내기 위한 작용이 있다. 식초는 단백질을 응고시키는 성질이 있기 때문에 생선에 탄력을 주어 한결 맛있게 한다.

이 밖에 채소류가 갈색으로 변하는 것을 방지한다. 또한 때가 많이 탄 옷이나 물건은 식초를 푼 물에 담그거나 삶을 때 식초를 넣으면 새하얗게 된다. 점질물이 많은 식품의 끈적거림을 없애 주는 작용도 있다.

식초를 이용한 칼슘을 보충하는 조리법
- 전갱이와 정어리의 머리, 내장을 제거하고 씻는다. 식초를 푼 물에 한 번 데쳐 식초, 간장, 미림, 술, 생강을 넣고 약한 불에서 끓인다. 술안주나 도시락 반찬으로 좋다.

골다공증에 효과 있는 초란(식초 달걀) 조리법
- 날달걀을 깨끗이 씻어 물기를 닦은 후 뚜껑이 있는 유리병에 담는다. 현미 식초를 붓고 냉장고에 1주일 정도 두면 달걀 껍질은 녹아 없어지고 내부의 얇은 막만 남는다. 이것을 터트린 후 식초와 잘 섞어서 먹는다.

당뇨병과 비만을 예방해 주는 대구

명태의 사촌형님쯤 되는 대구는 사는 곳이나 생김새가 명태와 비슷하다. 크기는 명태보다 훨씬 커서 다 자란 것은 몸 길이가 60cm에서 100cm 정도 된다. 다만 서해에서 잡히는 왜대구는 명태와 비슷한 크기다.

맛은 담백하지만 글루타민산, 글리신 같은 아미노산의 맛 성분과 이노신산의 맛 성분이 풍부하여 전골 요리에 빼놓을 수 없는 생선이다.

영양 성분을 보면, 지방 함유량이 적고 단백질의 아미노산 구성이 우수하다. 열량은 대구 큰 것 한 토막이 약 70kcal로, 고등어와 꽁치의 3분의 1도 되지 않는다. 그러므로 비만과 당뇨병, 심장병 등 열량을 제한해야 하는 사람에게는 좋은 단백질 공급원이다. 콜레스테롤이 적게 들어 있고, 비타민 A, E, B_1, B_2, B_6, B_{12}와 칼륨, 아연, 마그네슘 등이 골고루 들어 있다.

하지만 인의 함유량이 칼슘의 4배나 되기 때문에 전골 요리를 할 때는 칼슘이 풍부한 다시마와 두부를 넣으면 균형을 이룬다. 유채나 청경채 같이 칼슘과 카로틴, 비타민 C, 식물 섬유가 많이 들어 있는 야채를 넣으면 모든 영양소를 골고루 섭취할 수 있다.

조리법
- 밀가루를 묻혀 기름에 지진 대구에 야채와 버섯을 듬뿍 넣고, 갈분으로 만든 양념장을 끼얹으면 감기 예방식으로 매우 좋다.

위암을 예방하는 양파

한방에서 양파를 약용으로 쓸 때는 끓이거나 익혀서 쓴다. 양파의 매운 성질은 익히면 단 성분으로 바뀌기 때문이다. 하지만 식용으로 할 때는 날것으로 먹는 것이 좋다. 양파 특유의 매운맛이 식욕을 돋우고 소화를 돕기 때문이다.

양파의 식물 성분 가운데 암을 억제하는 작용이 있다는 사실이 역학 조사와 동물 실험으로 잇따라 밝혀지고 있다. 예를 들면, 미국의 조지아 주 양파 생산지에서는 위암 발생률이 매우 낮다고 한다. 양파는 수백 종류의 항암 물질이 들어 있어 혈전을 방지하고, 고혈압과 동맥 경화, 고혈당, 고지혈증, 알레르기 등을 개선하는 여러 가지 뛰어난 기능을 가지고 있는 것으로 밝혀졌다.

특히 여름철 무더위에 양파를 많이 먹으면 여름에 생기기 쉬운 복부 냉증을 예방하고 치료할 수 있다. 더위에 지쳐 식욕이 떨어지고, 소화도 안 되며, 헛배만 자꾸 부르고, 설사 증상이 나타날 때 양파보다 더 좋은 것은 없다. 또한 냉방병으로 근육이 뭉쳐 아플 때도 효과적이다.

이 밖에 비타민 B_1의 흡수를 높이는 작용이 있다. 돼지고기나 콩과 함께 요리하거나 카레나 스튜 같이 푹 끓이는 음식에 양파를 듬뿍 넣어 먹으면 피로 회복에도 도움이 된다.

고혈압과 뇌출혈을 예방하는 가지

가지의 원산지는 인도 동남부로, 우리나라에서는 신라 시대부터 재배하기 시작했다. 주성분은 대부분 수분이며, 칼륨과 구리, 카로틴이 함유되어 있다. 영양 면에서 보면 특별한 것이 없어 과채류 가운데 영양가가 가장 낮지만, 특유의 고운 빛깔을 지니고 있어 식탁에 자주 오른다. 가지는 기름을 잘 흡수하므로, 식욕이 없을 때 칼로리 공급을 쉽게 할 수 있어 좋다. 가지는 뇌출혈을 예방하고, 혈압은 내려 주므로 고혈압 환자에게 좋은 식품이다.

가지양념구이 조리법
① 갸름하게 썬 가지를 소금물에 담갔다가 건진 뒤 물기를 닦고 고추기름에 굽는다.
② 쇠고기를 볶다가 갖은 양념과 물을 1~2큰술 넣고 다시 볶는다. 양념장을 만들어 가지에 끼얹어 가며 구워 낸다.

가지볶음 조리법
① 가지는 꼭지를 딴 다음 1.5cm 폭으로 어슷 썰어 엷은 소금물에 담가 가지 특유의 아린맛을 뺀다.
② 마늘은 납작하게 썰고, 대파는 어슷 썰고, 고추는 얇게 어슷 썬 다음 씨를 털어 낸다.
③ 달군 팬에 식용유를 넉넉하게 두르고 마늘을 넣어 향을 낸다.
④ 가지를 넣고 볶다가 파, 소금, 깨소금, 참기름 등의 양념을 넣어 중불에서 양념이 충분히 배도록 주걱으로 뒤섞으면서 볶아 준다.

노화와 질병의 원인을 제거해 주는 피망

　향기와 맛이 좋은 피망은 고추의 변종으로, 2,000년 전부터 중남미에서 재배되어 콜럼버스가 신대륙을 발견한 이후 유럽과 전 세계로 전파됐다.

　피망은 얼마 전까지만 해도 녹색이 주류였는데, 요즘은 빨간색, 노란색 등 색색깔의 피망이 인기를 끌고 있다. 빨간색과 노란색 피망에는 비타민 C가 매우 많아 녹색 피망의 약 2배나 된다. 녹색 피망의 비타민 C 함유량도 토마토의 약 4배나 된다. 빨간색과 노란색 피망 작은 것 3개면 비타민 C의 하루 필요량을 충분히 섭취할 수 있다.

　비타민 C는 피부의 기미와 주근깨, 그리고 얼굴이 검어지는 원인인 멜라닌 색소를 억제한다.

　카로틴은 녹색과 빨간색 피망 모두 함유하고 있으며, 특히 빨간색에는 리코핀이라는 색소 성분이 있다. 이는 카로틴과 마찬가지로 노화와 질병의 원인이 되는 활성 산소를 억제하는데, 이때 비타민 C와 E를 함께 섭취하면 그 작용이 더욱 활발해진다. 따라서 이들 성분을 모두 함유한 피망은 몸에 생긴 녹을 제거해 주는 식품이다.

　피망은 살짝 볶아도 비타민 C가 거의 파괴되지 않으므로 비타민 C를 충분히 섭취할 수 있고, 카로틴과 비타민 E의 흡수도 훨씬 좋아진다.

심장병과 불임증에 좋은 호두

호두는 혈중 콜레스테롤 수치를 내리고, 해로운 콜레스테롤을 줄이는 효과가 있어 심장병과 고혈압의 예방에 도움이 된다. 하루에 3개, 약 30g을 섭취하면 심장병의 위험율을 10% 정도 줄일 수가 있다는 연구도 나왔다.

버터나 육류 같은 포화 지방산을 많이 섭취하는 서구인들은 사인(死因)의 제1위가 심장병이다. 따라서 동물성 지방을 줄이고 호두에 함유되어 있는 지방을 섭취하면 심장병을 예방할 수 있다.

호두는 지방을 많이 함유하고 있는데, 90%는 콜레스테롤을 저하시키는 불포화 지방산으로 리놀산과 리놀렌산, 올레산 등이다. 지방 외에도 단백질, 철, 니아신, 비타민 B_1, B_2, B_6, E가 풍부하여 혈액 순환을 원활하게 하고, 체내의 노화 물질을 억제하고, 불임증에도 효과가 있다.

수험생을 위한 영양식, 호두죽 조리법
① 쌀을 씻어 5시간 이상 충분히 불린 다음 물기를 빼고, 호두는 끓는 물을 붓고 5분 정도 불려 속껍질을 벗긴다.
② 씨를 뺀 대추에 물 2컵을 붓고 삶아 1컵 정도의 분량으로 만든 뒤 쌀, 호두, 대추와 함께 믹서에 넣고 곱게 간다.
③ ②를 고운 체에 걸러서 냄비에 붓고 덩어리가 생기지 않도록 젓는다. 호두죽은 뜨거울 때 먹는 것이 좋으며, 간은 취향에 맞게 소금과 설탕으로 맞추면 된다.

빈혈을 예방하는 파슬리

 '양미나리'라고도 불리는 파슬리는 지중해 연안이 원산지로, 고대 그리스, 로마 시대부터 이미 향미료나 해독제로 이용되었다. 16세기 이후 유럽과 아메리카에서 품종 개량이 이루어져 현재는 전 세계에서 널리 재배되고 있다.

 파슬리는 녹황색 채소 가운데 비타민과 미네랄이 유난히 풍부하다. 칼슘과 인의 비율은 3.5대 1로 칼슘이 더 많다. 현대인의 식생활은 인이 많아지기 쉬우므로 파슬리를 잘 활용하면 칼슘과 인의 균형을 좋게 하여 면역력을 향상시킬 수 있다.

 카로틴 함유량은 푸른 차조기잎 다음으로 많다. 비타민 B_1과 B_2, B_6도 많이 들어 있고, 스태미나 강화에 중요한 아연은 마늘만큼 함유되어 있다. 빈혈 예방의 주요 성분인 철과 구리, 비타민 C, E도 풍부하다. 특히 철분 함유량은 시금치의 2.5배, 구리는 1.3배, 비타민 C는 딸기의 2.5배로 채소 가운데 가장 많다.

 이 밖에 엽록소와 불용성 식물 섬유가 풍부하다. 파슬리의 향 성분은 식욕을 돋우고 입 냄새를 없애 준다. 특히 아피올은 건위나 해열, 이뇨에도 효과가 있다. 독특한 향기가 있는 잎은 생채나 건조한 상태로, 수프, 샐러드, 소스, 튀김 등에 사용하거나, 장식용으로 쓴다.

성인병과 변비를 치료하는 미역

　미역은 겨울 해초로, 매년 12월부터 이듬해 3월까지 수확하여 귀한 날에 올리는 고유 식품 가운데 하나다. 우리나라에서 미역을 처음 섭취한 시기는 고려 시대로 알려져 있다. 당시에는 고래 무리들이 많았는데, 고래가 새끼를 낳고 난 뒤에 미역을 뜯어 먹는 것을 목격한 우리 조상들은 미역이 산후 조리에 좋다는 결론을 얻었다고 한다.
　미역은 미네랄과 무기질이 풍부하여 다른 채소류에 비해 비타민이 고른 분포를 보인다. 특히 칼슘, 카로틴, 요오드 함량이 풍부한 알칼리성 식품으로, 육류와 같은 산성 식품과 함께 섭취하면 산도를 중화시켜 준다.
　미역의 섬유질은 장 속에 있는 노폐물을 체외로 즉시 배출하기 때문에 비만, 당뇨병, 심장병, 고혈압, 변비에 효과적이다. 또한 체액을 깨끗하게 정화시켜 질병을 예방하고, 체질을 개선한다.

가지 미역냉국 조리법
① 냄비에 물을 6컵 정도 붓고, 멸치와 다시마를 넣고, 15분 정도 끓인다. 이것을 체에 걸러 국간장과 식초를 넣어서 식힌다.
② 가지는 데쳐서 찢은 뒤 국간장, 깨소금, 파, 마늘, 참기름으로 양념하고, 미역은 물에 불려 잘 씻은 다음 찬물에 담가 매운맛을 우려낸다.
③ 가지, 미역, 양파를 담고 냉국을 붓는다.

피부 질환 치료제, 우엉

우엉은 우리나라와 일본에서 주로 이용하며, 유럽과 중국에서는 재배하지 않고 야생의 것을 일부 이용하는 정도다.

우엉의 뿌리에는 45%의 이눌린과 소량의 팔미틴산이 들어 있고, 비타민류는 적다. 미네랄은 칼륨, 마그네슘, 아연, 구리가 많이 함유되어 있다. 주성분은 탄수화물이며, 열량은 감자와 비슷하여 채소치고는 높은 편이다.

우엉의 영양적 가치는 다당류인 이눌린, 셀룰로오스, 헤미셀룰로오스 같은 식물 섬유가 가득 함유되어 있다는 점이다. 얼마 전까지만 해도 섬유질처럼 소화가 되지 않는 성분은 영양적 가치가 없고, 오히려 함께 섭취하면 다른 영양소의 흡수를 방해하는 성분으로 여겼다.

하지만 정제한 곡물이나 부드러운 가공 식품, 동물성 지방 등을 많이 섭취하는 식생활로 바뀌면서 당뇨병, 심장병, 동맥 경화 같은 성인병이 늘고, 변비로 인한 대장암 환자가 급증하자 식물 섬유의 생리 작용에 대해 재인식하게 되었다.

우엉은 옛부터 민간약으로 널리 쓰였으며, 피부 질환이나 종기의 치료약으로 효과가 있다. 또한 정력을 증진시켜 허약한 사람에게 좋다. 볶음이나 조림, 샐러드에 활용하면 우엉의 독특한 향과 씹는 맛을 즐길 수 있으며, 비만과 동맥 경화, 장암 등도 예방할 수 있다.

동맥 경화와 심장병을 예방하는 레드와인

WHO에서 심장병과 생활 습관의 인과 관계를 조사했다. 그 결과 서구에서는 지방 섭취량이 많을수록 심근 경색 같은 심장병으로 인한 사망률이 높았지만, 단 한 나라만은 예외였다.

그 나라는 프랑스로, 심장병으로 인한 사망률이 영국의 3분의 1에 불과했다. 이를 '프렌치 패러독스(프랑스의 모순)'라고 한다. 프랑스 요리는 육류, 계란, 버터, 생크림 같은 고지방, 고열량 위주여서 동맥 경화가 생기기 쉬운 데도, 심장병으로 인한 사망률이 낮은 이유를 연구하기 시작했다.

프랑스는 세계에서 와인을 가장 즐겨 마시는 나라로, 특히 레드와인을 선호한다. 레드와인의 떫고 쓰고 신맛과, 색소를 만드는 폴리페놀은 혈액 속에 있는 해로운 콜레스테롤이 산화되는 것을 억제하는 강력한 항산화 작용과 혈전을 막는 작용이 있어 동맥 경화와 심장병을 예방한다는 사실을 알게 되었다.

이 밖에 알츠하이머병도 예방해 준다는 보고도 있다. 하지만 와인도 알코올이기 때문에 지나치게 마시면 고혈압, 비만, 간장병, 알코올 중독증 등의 원인이 될 수도 있다.

당뇨병을 치료하는 식사법

통계청에 의한 우리나라의 당뇨병에 대한 공식적인 통계는 1,000명당 16.1명이 당뇨병인 것으로 되어 있다. 연령별 분포를 살펴보면, 20대 1.7명, 30대 4.7명, 40대 23.7명, 50대 47.0명, 60대 이상 80.0명이다.

당뇨병은 크게 2가지로 구분할 수 있다. 하나는 포도당이 혈액 속에서 급증하여 소모가 원활하지 못한 상태에서 혈당을 억제하는 인슐린 분비가 부족한 '인슐린 의존형' 이다. 다른 하나는 과식, 편식, 운동 부족 등 불규칙한 생활 습관으로 인슐린의 기능이 약해지는 '인슐린 비의존형' 이다. 이 가운데 최근 급증하고 있는 것이 후자다. 후자일 경우 치료 방법은 식사 요법밖에 없다.

우선 체중과 병의 상태에 따라 하루 제한된 열량 범위 내에서 당질, 단백질, 지방의 분배를 정한다. 이 경우 당질은 식물 섬유가 풍부하게 함유된 식품을 섭취해야 한다. 예를 들면, 백미보다는 현미, 발아 현미, 쌀과 현미를 반씩 섞은 밥을 먹는다. 또는 압맥, 율무, 조, 피 등의 잡곡을 섞어 식물 섬유를 함께 섭취한다. 이러한 식이 요법을 하면 열량 흡수가 억제되어 비만을 방지하고, 배변도 원활해진다.

당뇨병을 예방하려면 섬유질이 많은 당질 식품과 비타민 B_1, C, E, P를 섭취해야 한다. 섬유질을 섭취하여 장의 비타민 합성을 촉진하고, 비타민 B_1과 B_2를 보충하여 권태, 피로, 무력감 같은 증상을 개선할 수 있다.

새우 꼬리가 암을 예방한다

　새우의 종류는 매우 많지만, 주로 먹는 것이 참새우, 중하, 꽃새우, 대하 등이다.
　새우에는 맛 성분이 풍부하게 함유되어 있다. 글리신, 알라닌, 프롤린, 세린 등 단맛을 지닌 유리아미노산이 많이 들어 있고, 베타인, 트리메틸아민옥시드 등이 맛을 더해 준다.
　새우는 단백질 함유량이 풍부하고 열량이 낮아서 비만을 방지하는 단백질 공급원으로도 좋은 식품이다. 비타민 A와 B군은 적게 들어 있지만, 비타민 E는 풍부하다. 특히 대하에는 비타민 E가 많이 들어 있어 노화를 방지하고, 혈액 순환을 원활하게 하며, 산화도 방지해 준다.
　그런데 최근 주목 받고 있는 것은 새우의 꼬리와 게 껍질에 함유되어 있는 동물성 섬유질인 키틴과 키토산으로, 동물 실험 결과 암 억제 효과가 뛰어나다는 사실이 밝혀졌다. 또한 장 속에 있는 유해 물질을 흡수하는 즉시 체외로 배출시켜 면역력과 자연 치유력을 향상시킨다는 사실도 알아냈다. 새우를 바삭하게 튀겨 꼬리까지 남김없이 먹으면 암 예방은 물론 칼슘도 보충할 수 있다.

혈액 순환과 피로 회복에 좋은 산파

산파는 파 종류 가운데 잎이 가장 긴 것으로, 중국, 한국, 일본 등지의 산에서 자생하는 식물이다. 실파보다 가늘고 매운맛이 나며, 파 특유의 독한 냄새가 있다.

카로틴, 비타민 B_2, C, 칼슘, 단백질 함유량이 파 종류 가운데 가장 많다. 특히 칼슘이 풍부하고, 인과의 비율도 양호하다. 마늘처럼 알리신을 함유하고 있어 비타민 B_1의 흡수가 좋아지므로 피로 회복과 신경을 이완시키는 작용이 있다.

마늘과 양파, 산파 등에는 혈액 순환을 원활하게 해주고, 혈소판의 응집을 방지하고, 혈전을 예방하는 물질이 들어 있다.

조리법
- 복어회와 전골에 양념으로 쓰면 영양 면에서 매우 효과적이다.
- 가다랑어회와 육회에는 독소 제거를 겸해 듬뿍 넣어 먹으면 좋다.
- 피곤할 때는 산파를 낫또에 잔뜩 넣고 깨소금을 뿌려 먹어도 효과를 볼 수 있다.
- 너무 많이 가열하면 향과 매운맛이 없어지므로 된장국에는 불을 끈 다음 넣어야 한다.

괴혈병과 당뇨병에 좋은 감자

감자는 500년경부터 안데스 산맥 중남부 고지의 원주민에 의해 재배가 시작된 것으로 추정하는데, 우리나라는 중국으로부터 19세기를 전후하여 전래된 것으로 보고 있다.

유럽에서는 16세기 무렵부터 괴혈병이 유행했다. 특히 독일은 풍토 때문에 과실이 잘 자라지 못해 비타민 C의 부족으로 괴혈병이 심각했다. 그 대안으로, 독일 정부는 괴혈병을 방지하는 것으로 알려진 감자를 보급하기 위해 애쓴 결과 괴혈병이 해소되었다고 한다.

중간 크기의 감자 1개에 함유되어 있는 비타민 C는 많은 양은 아니지만, 전분에 싸여 있기 때문에 가열해도 잘 파괴되지 않는다. 그러므로 감자를 통째로 찌면 70% 이상, 기름에 볶으면 80% 이상 비타민 C가 남아 있다. 비타민 C 외에 비타민 B_1도 많이 들어 있으며, 가열해도 90%가 남는다. 비타민 C와 B_1은 스트레스 해소에도 중요한 영양소다. 또한 칼륨이 풍부하여 고혈압 예방에도 도움이 된다.

열량은 중간 크기의 감자 1개가 밥 반 공기보다 조금 많거나 거의 비슷하다. 그러므로 감자를 주식으로 하면 쌀밥에 없는 비타민 C와 약간의 B_1, 식물 섬유 등을 섭취할 수 있어 다이어트와 당뇨병에도 매우 좋다.

월경 불순과 갱년기 증상에는 사프란

사프란은 향과 약간 매운맛이 나며, 예쁜 노란색 꽃이 특징이다. 사프란 1kg을 얻으려면 약 15만 송이의 꽃이 필요한 값비싼 향신료다. 역사도 오래되어 고대 그리스 시대부터 사용하였다.

유럽에서는 '오감(五感)의 기능을 활발하게 하는 생약'이라고 하여, 부인병을 개선하는 데 주로 썼다. 약효는 피를 멈추게 하고 진통, 진정, 보온 작용이 있고, 월경 불순을 개선한다.

또한 몸이 냉하고, 현기증이 나고, 가슴이 두근거리는 갱년기 증상에도 효과가 있다. 중국에서는 번홍화(番紅花)라고 하며, 한방약으로 쓴다. 성분은 카로티노이드계 색소인 글로신, 크로세틴, 카로틴, 리코핀 등으로 노화 물질을 억제하는 항산화 작용을 한다.

최근에는 사프란에 함유되어 있는 글로신이 뇌의 활동을 활발하게 하여 치매 예방에 효과가 있다는 연구가 나왔다. 하지만 한 번에 많이 섭취하면 심장 박동을 항진시키는 작용이 있기 때문에 1인분에 4~6개 정도가 알맞다. 사프란은 주로 수프, 차, 술 등으로 활용한다.

성인병과 노화를 예방하는 정어리

정어리는 '7번 씻으면 도미 맛'이라는 말이 있을 만큼 맛뿐만 아니라 성인병과 노화 예방에 효과적인 다양한 약효 성분을 함유하고 있다.

주성분인 단백질은 모든 필수 아미노산을 골고루 함유한 양질의 단백질이다. 또한 펩티드가 들어 있어 혈압을 내리고, 칼슘이 뼈에 잘 흡수되도록 돕는다. 지방 대사, 면역력, 간 기능을 높이는 작용도 있으며, 핵산도 많이 들어 있다. 핵산은 세포 속에 들어 있는 생명 물질 그 자체로, 식사를 통해 핵산을 많이 섭취하면 노화를 방지하고 생명력을 높일 수 있다.

이 밖에 불포화 지방산인 EPA와 DHA가 풍부하여 혈전을 막고, 동맥 경화를 방지하는 등 성인병 예방에 효과적이다. 젊음을 유지하는 비타민 E와 피부에 영향을 주는 비타민 B_2, 니아신, B_6, B_{12}도 풍부하게 들어 있다. 식초와 우메보시를 넣고 정어리를 조리하면 뼈도 연해지고, 맛도 좋으며, 칼슘도 보충할 수 있다.

담석과 피로 회복에 좋은 식품, 오징어

오징어는 연체 동물 가운데 문어와 함께 가장 진화된 동물로, 종류도 매우 많다. 반디오징어처럼 여름에 맛있는 오징어도 있고, 갑오징어나 화살오징어처럼 겨울에 맛있는 오징어도 있다.

지방이 적고 열량이 낮아 다이어트와 열량 제한이 필요한 사람에게 오징어는 매우 좋은 단백질 공급원이다. 콜레스테롤이 많지만, 동시에 콜레스테롤의 상승을 억제하는 타우린이 다른 어패류의 2~3배나 들어 있다. 그러므로 고콜레스테롤 혈증인 사람도 안심하고 먹을 수 있다.

타우린은 새우와 조개류에 많이 함유되어 있는 맛 성분으로, 콜레스테롤의 담석 형성을 방해하고, 피로 회복에 효과가 있다. 오징어와 새우를 구우면 특유의 구수한 냄새가 나는데, 이 냄새가 바로 타우린이다.

비타민 E, 아연, 구리가 풍부하여 세포를 활성화하고, 철분 흡수를 돕는다. 오징어는 날로 먹어야 소화도 잘되고 타우린의 효과도 기대할 수 있다.

펠라그라를 예방하는 느타리버섯

느타리버섯은 씹는 맛이 좋고, 부드러우며, 맛 성분이 풍부하게 들어 있다. 버섯에는 원래 비타민 B군이 많이 함유되어 있는데, 느타리버섯은 특히 니아신 함유량이 버섯 가운데 최고치를 자랑한다. 비타민 B_1과 B_2도 풍부하다.

니아신이 결핍되면 펠라그라를 유발한다. 펠라그라의 가벼운 증상은 편식, 감기, 피로의 축적으로 종종 나타난다. 증상의 특징은 혀가 빨갛게 부어오르다 갈라지고, 궤양이 생겨 따끔거리며, 구강도 아프다. 비타민 B_2가 부족해서 생기는 구내염, 구각염, 인두염, 피부염도 일어난다. 이 밖에 식욕 부진, 소화 불량, 설사 등을 유발하고, 현기증, 우울증, 불면증, 기억력 감퇴, 망상 등을 일으킨다. 여기서 더욱 심해지면 치매를 일으키기도 한다.

펠라그라는 장기간의 결핍에서 오는 증세이므로, 평소의 식사에서 느타리버섯을 찌개나 국, 볶음, 조림 등에 다양하게 활용하면 예방할 수 있다.

추위와 바이러스를 물리치는 금귤

　금귤은 껍질째 먹는 과일로, 세포의 저항력과 면역력을 높여 추위와 바이러스로부터 온몸을 지키는 비타민 C나 헤스페리진이 풍부하게 함유되어 있다.

　비타민 C의 함유량은 귤의 2배나 된다. 헤스페리진은 비타민 P의 본체로서, 비타민 C의 흡수율을 높이고 모세 혈관을 강화한다. 또한 비타민 E와 칼슘도 많이 함유하고 있다. 비타민 E는 체내에서 노화 물질의 증가를 억제하고, 혈액 순환을 원활하게 해준다. 칼슘은 뼈를 튼튼하게 하는 작용 외에 온몸의 저항력을 높이고, 스트레스를 완화시키는 작용이 있다.

　이 밖에 식물 섬유인 펙틴과 유기산, 향 성분이 있어서 위장의 기능을 돕고, 배변을 원활하게 해준다. 금귤은 감기를 예방할 뿐만 아니라 건강 관리도 해주는 겨울 과일이므로, 제철에는 하루 3~5개씩 먹으면 건강을 지킬 수 있다.

골다공증을 예방하는 식사법

 칼슘이 뼈에서 혈액으로 빠져나가 골량이 감소하면 경석처럼 구멍이 생기게 된다. 그렇게 되면 약간의 충격으로도 뼈가 부서지는데 이것이 골다공증이다.
 뼈의 건강함을 보여 주는 '골밀도'는 남녀 모두 20대가 최대치를 나타내고, 30세를 지나면 점차 감소한다. 여성의 경우는 뼈를 만드는 작용을 하는 에스트로겐이 폐경 후에 감소하면서 골밀도가 급격히 감소하여 골다공증에 걸리기가 쉽다. 그러므로 평상시 식사를 통해 칼슘을 충분히 섭취해야 한다.
 칼슘의 흡수율을 높이려면 인과의 균형이 중요한데, 칼슘과 인의 비율은 1대 1이나 1대 2가 바람직하다. 그리고 비타민 D와 C, 마그네슘, 아연, 단백질도 뼈의 건강 유지에 중요한 성분이다.
 칼슘의 하루 필요량은 600mg인데 골다공증을 예방하려면 1,000mg 정도가 필요하다. 이는 우유 1컵, 요구르트 2분의 1컵, 탈지 분유 3큰술, 마른 새우 3큰술, 유채 4분의 1다발, 말린 녹미채 1큰술을 함께 먹어야 섭취할 수 있는 양이다. 통째로 말린 정어리나 뱅어포, 무말랭이, 참깨 등에도 칼슘이 풍부하다.

저항력과 면역력을 높이는 녹황색 채소

보통 사람들은 일반적으로 가벼운 증세까지 합하면 1년에 4~5번 감기에 걸린다고 한다. 감기를 일으키는 병원체의 80~90%는 바이러스이고, 그 종류는 수천 가지를 넘는다.

하지만 우리 몸에는 바이러스가 침입해도 그 즉시 발병하는 것이 아니라 병을 물리칠 수 있는 면역 기능이 갖춰져 있다. 따라서 면역 기능을 높이는 생활 습관을 유지하는 것이 감기를 예방하는 비결이다.

우선 바이러스는 점막에 들러붙어 세포 속으로 침입하므로 점막의 저항력을 높여야 한다. 이를 위해서는 베타카로틴이 풍부하게 들어 있는 녹황색 채소를 날마다 200g 이상씩 섭취하는 것이 좋다. 녹황색 채소로는 당근, 유채, 시금치, 쑥갓, 파드득나물, 호박 등이 대표적인데, 서너 가지 종류를 같이 먹는 것이 좋다.

또 카로틴은 지방에 녹는 비타민이므로, 식물 기름이나 땅콩과 같이 섭취하면 흡수가 잘된다. 이 밖에 비타민 C, B군, E를 충분히 섭취하는 것도 면역력과 저항력을 높이는 방법이다.

대장암을 방지하는 음식

대장암은 한국에서는 사망률의 5위를 차지하는 암이다. 농촌보다 도시에서 더 많고, 사회적으로 높은 계층이 낮은 계층의 사람보다 발생 빈도가 높다.

대장암의 원인은 환경적인 것과 유전적인 것으로 나누어지는데, 과일이나 야채, 곡물을 섭취해서 대변량이 많고 변을 보는 횟수가 많으면 대장암에 걸릴 위험이 적다.

하지만 가공 식품과 육류를 많이 섭취하면 변의 양이 적어져 발암 물질을 함유한 변이 장 속에 오랫동안 머물러 있게 되고, 그것이 반복되면 장암으로 발전될 가능성이 높아진다. 그러므로 동물성 단백질과 지방의 지나친 섭취를 삼가하는 것이 좋다.

최근 미국에서 대장암이 급증하는 이유는 호밀과 잡곡으로 만든 빵을 먹지 않게 되면서 주식에서 섭취하는 식물 섬유가 급격히 감소했기 때문이라고 한다. 그러므로 주식인 백미에 콩과 압맥을 섞어 섭취하는 것이 중요하다. 새하얗고 부드러운 빵과 설탕, 버터가 들어간 과자만을 편식하지 않도록 주의해야 한다.

비타민 E가 심장 질환을 예방한다

비타민 E가 심장 질환을 예방한다는 사실이 미국 하버드 대학 스탠퍼 교수 팀의 대규모 역학 조사에 의해 밝혀졌다.

비타민 E의 섭취량이 많은 사람일수록 심근 경색으로 인한 사망률이 낮고, 하루에 100mg씩 2년 이상 복용하고 있는 사람은 그렇지 않은 사람보다 위험이 41%나 줄어들었다는 것이다. 이 결과에 대해 스탠퍼 교수는, '콜레스테롤의 산화가 심장 질환에 영향을 주는데, 비타민 E가 산화를 막아 주는 작용을 한다. 그러므로 중년 이후 비타민 E를 충분히 섭취하면 심장 질환을 예방할 수 있다'고 말했다.

불임 치료에 효과가 있으며 젊어지는 비타민으로 불리는 비타민 E는 필수 지방산의 과산화와 비타민 A의 산화를 막아 준다. 또한 노화와 발암 인자인 활성 산소를 억제하는 항산화 작용이 있다.

한국인의 비타민 E의 하루 필요량은 10mg이지만, 스탠퍼 교수는 심장병을 예방하기 위해서는 10배 이상을 섭취할 것을 권한다.

비타민 E가 많이 함유된 식품은 밀 배아, 배아유, 미강유, 참기름, 종자류, 생선 알, 붉돔, 별빙어, 새우, 성게 알, 대구 알, 뱀장어, 호박, 차조기, 시금치, 무의 잎, 부추, 파슬리, 아보카도 등이다.

알레르기 체질을 개선하는 수송나물

　수송나물은 일본 각지의 바닷가 모래땅에서 자생하는 채소다. 카로틴 함유량이 유채와 거의 맞먹고, 칼슘은 시금치의 2.8배나 들어 있으며, 인과의 비율은 4대 1이다. 우리가 평상시에 먹는 고기나 생선, 밥에는 인의 함유량이 많으므로 인의 비율이 높아지기 쉽다. 수송나물을 반찬으로 자주 먹으면 칼슘과 인의 균형이 좋아져 흡수율도 높아진다.

　식사를 통해 카로틴과 칼슘을 충분히 섭취하여 몸의 면역 기능을 높이면 알레르기에 대한 과민 반응이 점차 완화된다. 이 밖에 비타민 C가 무의 2배가 넘고, 철분 함유량은 시금치의 2분의 1 정도로 채소 가운데서는 중간 정도다. 마그네슘, 아연, 구리 같은 미네랄과 불용성 식물 섬유도 골고루 들어 있다.

　알레르기 체질 개선과 여드름, 부스럼이 자주 나는 사람, 변비가 있는 사람에게 좋은 식품이다. 삶을 때는 살짝 데쳐야 아삭거리고 맛있다.

콜레스테롤을 억제하는 양송이버섯

　버섯은 보통의 경우 날것으로 먹지 않지만, 양송이버섯만큼은 날로 먹을 수 있는 유일한 버섯이다. 생버섯 가운데 단백질 함유량이 가장 많고, 각종 아미노산이 함유되어 있다. 특히 글루타민산이 풍부하여 맛도 좋고, 특유의 씹히는 맛이 한결 맛을 더해 준다.
　비타민 B_2의 함유량도 버섯 가운데 최고다. 따라서 양송이 5~6개면 비타민 B_2의 하루 필요량의 4분의 1이 해결된다. 비타민 B_1과 니아신도 풍부하여 몸이 나른해지는 것을 방지하고, 구내염, 구각염, 각막염, 머리 비듬, 피부 거칠음, 만성 비타민 B군 부족 등을 개선한다.
　이 밖에 불용성 식물 섬유와 몸 속에서 비타민 D로 변하는 에르고스테린을 함유하고 있다. 또한 칼륨도 풍부하여 심장과 근육 기능을 조절하고, 세포 내부의 침투압을 일정하게 유지해 주며, 혈압을 내리고, 콜레스테롤을 억제하는 작용도 있다.

지방간과 동맥 경화에 좋은 청어 알

　청어 알의 주성분은 단백질로, 함유량은 어육보다 10~20%가 많다. 지질의 대부분은 콩에도 많이 들어 있는 레시틴으로 신경, 심장, 간장, 척수 등에 중요한 역할을 한다. 잉여 지방이 간장에 쌓이는 것을 방지하고, 지방의 연소를 도우며, 혈관벽에 들러붙은 찌꺼기를 제거하여 동맥 경화 예방에 필요한 성분이다.

　비타민으로는 B_1, B_2, E가 매우 풍부하게 들어 있다. 칼슘 함유량은 인의 3분의 1 정도로 비율이 나쁘기 때문에 칼슘이 많이 들어 있는 가다랑어를 곁들여 먹으면 영양과 칼슘 흡수 면에서 모두 좋다. 콜레스테롤은 연어 알젓보다 훨씬 적지만 명란젓보다는 약간 많으므로, 고콜레스테롤 혈증인 사람이 많이 섭취하면 좋지 않다.

　짠 음식은 콜레스테롤의 흡수를 높여 혈압을 올리기 때문에 유자 껍질이나 김으로 맛을 내 주는 것이 좋다. 혈관의 노화 예방과 혈관벽에 찌꺼기가 쌓이는 것을 막으려면 야채나 해조류를 곁들여 먹어야 한다.

간 질환과 위장병에 좋은 심황

심황은 봄에 꽃이 피는 것과 가을에 피는 것, 2종류가 있다. 봄에 피는 심황은 강황이라 부르며, 약초로 쓴다. 가을에 피는 심황은 주로 식품의 색소와 염료로 쓰고, 카레가루, 머스터드 등에 이용한다.

심황에 함유되어 있는 커큐민과 정유(精油)성분은 강한 항산화 작용을 하여 성인병의 원인이 되는 활성 산소를 제거한다. 또한 담즙의 분비를 촉진하여 간장의 해독 작용을 강화하므로 간 질환에도 효과가 있다.

이 밖에 숙취나 위 메슥거림, 위궤양, 변비 등에도 좋다. 한방에서는 위를 튼튼하게 하고, 통증을 가라앉히고, 간장과 담낭 질환에 주로 사용하고 있다.

심황 이용법
- 씨는 사용할 때마다 빻아서 사용하는 것이 좋다. 미리 가루로 만들어 놓으면 향이 날아가 버린다.
- 피클에 넣을 때는 씨를 완전히 부수는 것보다 약간 갈아서 쓰는 것이 좋다.

기초 체력을 길러 주는 떡국

　식생활이 급격히 변하면서 설날에 떡국을 먹지 않는 사람이 많이 늘어나고 있다. 하지만 떡은 소화 흡수가 잘되고 체력을 기를 수 있는 식품이다. 또한 먹는 즉시 에너지로 전환되어 열을 발산하므로 추위를 방지한다. 떡 한 조각은 약 50g으로 118kcal이다. 밥으로 치면 약 3분의 2공기와 맞먹는다.

　채소와 육류 등을 넣고 끓인 떡국은 몸에 기를 불어넣고, 몸 속을 따뜻하게 하여 소변을 줄이고 대변을 좋게 하는 효능이 있다. 야채, 버섯, 닭 가슴살, 흰 살 생선, 조개 등을 듬뿍 넣고 떡 한두 조각을 넣으면 열량은 대략 200~350kcal이고, 비타민, 미네랄, 식물 섬유 등이 골고루 들어간 건강식이 되므로 비만이나 당뇨병인 사람에게 좋다.

　유자와 파드득나물의 향을 첨가해 약간 싱겁게 먹으면 좋다. 또한 떡에 무즙을 묻히면 무에 함유되어 있는 전분 분해 효소가 떡의 소화를 돕는다.

아토피를 치료하는 식사법

아토피는 성장하면서 저절로 치유된다고 하지만 실제로는 성인이 되어도 완치되지 않는 경우가 많다. 또한 나았다고 해도 비염과 천식 같은 알레르기 증상이 생기는 일도 적지 않다.

알레르기는 집진드기와 먼지, 꽃가루 등을 방지하는 외적 요인의 대책도 중요하지만, 보다 근본적인 체질 개선이 더 중요하다. 그러므로 저항력과 면역력을 높이고, 과민 반응을 일으키지 않도록 하는 근본적인 치료가 필요하다.

먼저 화학 식품 첨가물이 들어간 가공 식품의 섭취를 피해야 한다. 타르계 색소로 물들인 식품을 섭취하고 자외선을 쬐면 기미의 원인이 되는데, 아토피의 경우도 증상이 악화된다.

착색제 외에 방부제, 발색제, 표백제 같은 화학 식품 첨가물이 들어간 생선묵 제품, 인스턴트 식품, 과자류 같은 가공 식품을 되도록 줄이고, 동물성 단백질의 섭취도 줄여야 한다.

알칼리성 식품인 야채, 과일, 식초가 골고루 들어간 식사를 하는 것이 좋다. 또한 근채류를 넣고 푹 끓인 야채수프, 매실 엑기스, 식초가 들어간 요리를 평상시에 자주 먹는 것이 좋다.

혈관을 튼튼하게 하는 명일엽

명일엽은 '오늘 다 뜯어도 내일이면 다시 잎이 나온다'는 말이 있을 정도로 성장이 빠른 채소다. 실제로는 이름의 유래만큼 성장이 빠르지는 않지만, 저절로 땅에 떨어진 종자에서 자라나 계속 채집할 수가 있다.

영양 면을 보면, 비타민이 풍부하고 카로틴 함유량은 당근보다 적다. 하지만 쑥갓이나 유채보다 많아 녹황색 채소 가운데 많은 편이다. 갓 나온 어린잎은 튀겨서 먹으면 카로틴의 흡수율이 훨씬 높아진다.

비타민 B_1과 B_2, B_6, 엽산, 비타민 K도 많이 들어 있고, 비타민 C의 함유량은 데쳐도 60% 이상 남는다. 또한 지방간을 예방하는 비타민으로 불리는 콜린도 함유되어 있으며 칼슘과 인의 비율이 같아 칼슘 흡수율도 높다.

그 밖에 철, 칼륨, 엽록소 등도 많으며, 혈관을 튼튼하게 하는 루틴과 사포닌도 들어 있어 저항력과 면역력을 높여 준다.

명일엽과 사과, 레몬즙을 혼합한 주스는 고혈압, 당뇨병, 심장병, 감기 예방 등에 효과적이다.

간경변증을 유발하지 않는 음주법

술이 '백약의 으뜸' 인지 아닌지는 논란의 여지가 있지만, 애주가로 불리는 사람 가운데도 장수하는 사람이 많다.

일본 화단의 거장 요코야마 다이칸(橫山 大觀)은 스스로를 '주선(酒仙)'이라 칭할 정도로 애주가였지만 89세까지 살았으며, 더욱이 평생 동안 현역에서 활동하였다. 또한 발효균 연구가로서 《세계의 술》, 《일본의 술》 같은 저서가 많아 '술 선생'이라 불리는 사카구치 긴이치로(坂口 謹一郞) 박사도 97세까지 장수하였다. 박사는 술을 40세 이후에 처음 마셨으며, 맥주 1병이나 정종 1홉이 적정량이었다. 하지만 80세를 넘기면서부터는 정종 3홉을 차 대신 마셨다.

알코올과 건강의 관계는 개인차가 매우 크지만, 어느 정도의 알코올을 마시면 간경변증이 되는가를 나타내는 '적산 음주(積算飮酒)'가 있다. 일반적으로는 알코올 1톤이면 간경변증이 된다. 정종 1홉에 함유되어 있는 알코올량은 약 26g이다. 맥주라면 큰 병으로 1병, 위스키는 더블 1잔에 해당한다. 즉 위스키 더블 5잔을 30년 동안 매일 마시면 알코올량은 1톤이 넘어 간경변증이 될 가능성이 매우 높다.

암을 억제하는 음식

오랫동안 시행한 역학 연구 결과에 의해, 식물 성분에 발암 억제 작용이 있다는 것을 알게 되자, 미국 국립 암 연구소는 1990년에 '디자이너 푸드 계획'을 발표했다. 암 예방에 유효한 성분을 기초적으로 함유한 식품이라는 의미를 가지고 있으며, 암 예방 가능성이 있는 채소, 과일 등 40종류를 그 중요도에 따라 3단계의 피라미드 형태로 나누고 있다.

상단은 마늘, 양배추, 감초, 콩, 생강, 당근, 셀러리이다. 중단은 현미, 오렌지, 레몬, 그레이프 프루트, 토마토, 가지, 피망, 브로콜리, 꽃양배추, 메캬베츠, 양파, 차, 밀이다. 하단은 다소 약하지만 암 억제 활성이 있는 것으로 머스크멜론, 메귀리, 박하, 오이, 산파, 감자, 보리 등이다.

일본의 데이터로는, 억제 작용이 강한 것은 토란과 토란 줄기, 파슬리, 은행, 연근이다. 중간 정도는 푸른 차조기, 미나리, 참깨, 우엉, 참마가 속하며, 비교적 약한 것으로는 파드득나물, 나리 뿌리, 사과, 매실 등이다.

이 밖에 버섯과 해조류에도 강한 억제 작용이 있다는 사실이 여러 학자들에 의해 수없이 밝혀졌다. 하지만 질병을 막고 자연 치유력을 높이려면 1가지 식품을 섭취하기보다는 여러 가지 음식을 골고루 먹는 것이 영향의 균형을 위해 바람직하다.

고혈압의 특효약, 미역귀

　미역귀는 육질이 두텁고, 미끌거리며 맛 성분을 내는 아미노산이 풍부하다. 봄에는 갓 나온 생것이 출하되고, 시즌 이외에는 말린 것이 나온다. 미역귀를 항상 식용하는 해안 지방 사람들은 나이가 들어도 혈압이 오르지 않아 고혈압 환자가 거의 없다고 한다.

　미역귀는 혈압을 내리는 작용을 하는 요오드를 비롯하여 모든 비타민과 미네랄이 미역보다 풍부하게 들어 있다. 한 번에 섭취하는 양은 얼마 되지 않지만, 칼슘, 비타민 A, 철, 비타민 B_1, B_2, 니아신, 비타민 C가 풍부하게 들어 있는 고비타민, 고미네랄 식품이다. 더욱이 점액질 같은 식물 섬유가 풍부하고, 항암 작용도 강하다.

　변비, 비만, 당뇨병, 심장병, 고혈압, 알레르기 등에 효과가 있으며, 그 밖에 여드름과 부스럼이 잘 나는 체질을 개선하는 데도 도움이 된다. 미역귀는 말린 것을 구입하여 보관해 두고 쓰면 편리하다.

조리법
- 미역귀를 물에 불린 다음 가늘게 썰어서 식초, 간장, 생강으로 무쳐서 먹는다.
- 뱅어포와 야채를 곁들여 먹는다.

먹어서 약이 되는 음식

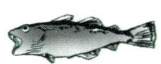
대구

지방 함유량이 적고 단백질의 아미노산 구성이 우수하여 비만, 당뇨병, 심장병 등에 매우 좋은 단백질 공급원이다. 콜레스테롤이 적게 들어 있고, 비타민 A, E, B₁, B₂, B₆, 칼륨, 아연, 마그네슘 등이 골고루 함유되어 있다.

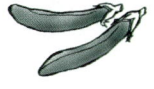
가지

모세 혈관을 강화시켜 뇌출혈을 예방하고, 혈압을 내려 준다. 중국에서는 고혈압에 좋은 식품으로 가지를 식용하고 있다. 가지의 주성분은 대부분 수분이며, 칼륨과 구리, 카로틴이 약간 들어 있다.

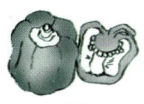
피망

몸에 생긴 녹을 제거해 주는 식품. 살짝 볶아도 비타민 C가 거의 파괴되지 않는다. 빨간색과 노란색 피망에는 비타민 C가 다량으로 들어 있어 작은 것 3개 정도면 비타민 C의 하루 필요량을 충분히 섭취할 수 있다.

호두

심장병과 고혈압 예방에 도움이 된다. 하루에 3개, 약 30g을 섭취하면 심장병의 위험율을 10% 정도 줄일 수 있다. 혈액 순환을 원활하게 하고, 체내의 노화 물질을 억제하고, 불임증에도 효과가 있다.

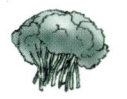
파슬리

향미료나 해독제로 이용. 비타민과 미네랄이 풍부한 스태미나 식품. 빈혈 예방에 도움이 된다. 독특한 향 성분은 식욕을 돋우고, 입 냄새를 없애준다. 건위나 해열, 이뇨에도 효과가 있다.

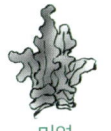
미역

미네랄과 무기질이 풍부한 알칼리성 식품. 육류와 같은 산성 식품과 함께 섭취하면 산도를 중화시키는 효과가 있다. 당뇨병, 심장병, 고혈압 같은 성인병을 예방하며, 변비에도 매우 좋다.

우엉

성인병이나 변비로 인한 장암 예방에 매우 좋다. 정력 증진 효과도 있어 허약한 사람에게 좋으며, 칼륨, 마그네슘, 아연, 구리 등 미네랄이 비교적 많이 들어 있다. 피부 질환이나 종기의 치료약으로도 쓰인다.

먹어서 약이 되는 음식

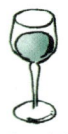
레드와인

혈액 속에 있는 해로운 콜레스테롤이 산화되는 것을 억제하는 강력한 항산화 작용을 한다. 혈전을 막아 동맥 경화와 심장병을 예방하며, 알츠하이머병도 예방해 준다.

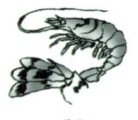
새우

단백질 함유량이 풍부하고 열량이 낮아 비만을 방지하는 단백질 공급원으로 뛰어난 식품이다. 특히 대하에는 비타민 E가 매우 풍부하여 노화를 방지하고, 혈액 순환을 원활하게 하며, 산화도 방지해 준다. 새우의 꼬리에 들어 있는 키틴과 키토산에는 암을 억제하는 효능이 있다.

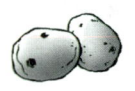
감자

비타민 C의 공급원으로, 괴혈병과 스트레스 해소에 도움을 준다. 비타민 B_1도 풍부하며, 칼륨이 많이 들어 있어 고혈압 예방에도 효과적이다. 감자를 주식으로 하면 다이어트와 당뇨병에도 좋다.

사프란

피를 멈추게 하고, 진통, 진정, 보온 작용이 있고, 월경 불순을 개선한다. 몸이 냉하고, 현기증이 나고, 가슴이 두근거리는 갱년기 증상에도 효과가 있다. 사프란에 들어 있는 글로신이 뇌의 활동을 활발하게 하여 치매 예방에도 도움이 된다.

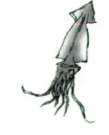
오징어

지방이 적고 열량이 낮아 다이어트와 열량 제한이 필요한 사람에게 매우 좋다. 콜레스테롤이 많지만, 동시에 이를 억제하는 타우린이 다른 어패류의 2배 이상 들어 있어 고콜레스테롤 혈증인 사람도 안심하고 먹을 수 있다.

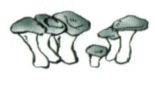
느타리버섯

씹는 맛이 좋고, 부드러우며, 맛 성분이 풍부하다. 버섯 가운데 니아신 함유량이 가장 많으며, B_1과 B_2도 풍부하다. 니아신이 결핍되면 펠라그라를 유발한다.

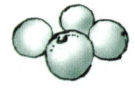
금귤

껍질째 먹는 과일로, 세포의 저항력과 면역력을 높여 추위와 바이러스로부터 온몸을 지키는 비타민 C, E, 헤스페리진, 칼슘 등이 풍부하게 들어 있다. 위장 기능을 돕고, 혈액 순환과 배변을 원활하게 해주며, 감기를 예방해 준다.

먹어서 약이 되는 음식

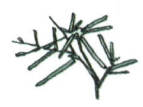
수송나물

칼슘이 시금치의 2.8배나 되며, 인과의 비율은 4대 1, 카로틴 함유량은 유채와 거의 맞먹는다. 비타민 C도 풍부하여 무의 2배가 넘고, 철분 함유량은 시금치의 2분의 1 정도 된다. 알레르기 체질 개선과 여드름, 부스럼, 변비에 좋다.

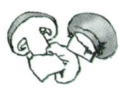
양송이버섯

거의 유일하게 날로 먹을 수 있는 버섯이다. 비타민 B_2의 함유량은 버섯 가운데 최고다. B_1과 니아신도 풍부하여 몸이 나른해지는 것을 방지하고, 구내염, 구각염, 각막염, 비듬, 피부 거칠음 등을 방지해 준다.

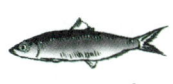
청어

신경, 심장, 간장, 척수 등에 중요한 작용을 하는 성분이 들어 있다. 잉여 지방이 간장에 쌓이는 것을 방지하고, 지방의 연소를 도와 동맥 경화를 예방한다.

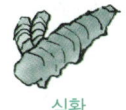
심황

강한 항산화 작용을 하며 성인병의 원인이 되는 활성 산소를 제거한다. 담즙의 분비를 촉진하여 간장의 해독 작용을 강화하기 때문에 간 질환에도 효과가 있다. 한방에서는 건위제, 통증 완화제로 쓴다.

명일엽

비타민이 풍부하고, 카로틴은 쑥갓이나 유채보다 많이 들어 있다. 지방간을 예방하고, 혈관을 튼튼하게 하고, 저항력과 면역력을 높여 준다. 고혈압, 당뇨병, 심장병, 감기 예방에 효과적이다.

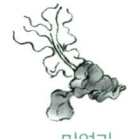
미역귀

미역 줄기의 양쪽 끝을 말린 것으로, 혈압을 내리며 항암 작용을 한다. 비만, 당뇨병, 심장병, 고혈압, 알레르기 등에도 좋으며, 여드름과 부스럼이 잘 나는 체질을 개선하는 데도 효과적이다.

제4장
날씬하고 예뻐지는 음식

아보카도는 잔주름을 예방하는 영양 크림

아보카도의 원산지는 아메리카 열대 지방이다. 종류로는, 열매가 작고 독특한 향기가 있는 멕시코계, 가을부터 겨울에 익고 열매가 큰 과테말라계, 여름에서 가을까지 수확하는 서인도계가 있다.

지방의 함유량이 과일치고는 매우 많아 육류와 거의 맞먹는다. 하지만 지방산의 구성은 육류와 다르며, 올레산, 리놀산, 리놀렌산 같은 불포화 지방산이 70% 이상을 차지한다. 또한 피부에 중요한 지방산인 팔미트산을 함유하고 있다.

아보카도에 풍부하게 들어 있는 비타민 E는 동맥 경화를 방지하고, 혈중 콜레스테롤 수치가 올라가는 것을 억제한다. 단백질도 많이 들어 있으며, 비타민 B_1, B_2, 니아신 등 비타민 B군도 풍부하다.

카로틴과 비타민 C의 함유량은 미량이지만, 이들 영양소가 종합적으로 작용하여 피부의 버석거림을 방지하고, 잔주름을 예방하며, 촉촉하고 윤기 나는 피부로 가꿔 준다.

아보카도의 씨를 빼는 법
① 아보카도를 깨끗이 씻어 물기를 닦고, 세로로 씨에 닿도록 돌리면서 칼집을 낸다.
② 아보카도를 위아래로 잡고 반대 방향으로 비틀어서 반으로 가르고, 씨에 칼끝을 대고 좌우로 가볍게 비튼다.

고추의 매운맛으로 날씬해진다

고추의 매운맛 성분은 캅사이시노이드로, 이는 캅사이신과 지히드 캅사이신의 2가지 성분을 함유한 물질이다.

캅사이신에는 비만을 방지하는 작용이 있다. 캅사이신이 위나 장에 흡수되면 혈액 속에 있는 아드레날린의 농도가 올라가 당질의 소모를 높이고 신진대사를 활발하게 하기 때문이다. 따라서 격렬한 운동을 했을 때와 마찬가지로 열량 소비가 높아진다.

이 밖에 캅사이신에는 지방 조직을 감소시키는 작용도 있다. 하지만 비만인 사람이 고추로 감량하는 것은 무리이므로, 우선 총 열량을 줄인 뒤에 활용해 보는 것이 좋다.

고추는 비만을 방지하고, 말초 신경의 활동을 높이고, 혈액 순환을 원활하게 해주고, 위장의 기능을 돕는 등 여러 가지 생리 작용이 있다. 또한 겨울에 구두 속에 고추를 넣으면 발이 따뜻해져 감기를 예방한다.

하지만 자극 성분을 다량으로 섭취하는 것은 위장이 약한 사람과 치질, 심장병이 있는 사람에게는 좋지 않으므로 주의해야 한다.

피부 미용과 다이어트에 좋은 시메지버섯

'향은 송이버섯, 맛은 시메지버섯'이라는 말이 있을 만큼, 시메지버섯은 향보다 맛이 매우 뛰어나다. 시메지버섯은 느타리버섯과 비슷하게 생긴 것으로, 연한 맛과 향이 좋아 소금으로 살짝 간을 해 먹어도 맛있는 버섯이다. 느타리버섯보다 작고 줄기가 가늘어 데치지 않고 센 불에서 살짝 볶아 먹어도 맛있다.

시메지버섯에는 글루타민산과 아스파라긴산 같은 맛 성분의 아미노산이 풍부하며, 필수 아미노산으로 성장에 중요한 리신도 많이 들어 있다. 비타민 B_1과 B_2, 니아신 같은 비타민 B군과 칼슘이 뼈에 잘 흡수되도록 도와주어 골밀도를 높이는 비타민 D가 풍부하게 들어 있다.

비타민 B_2와 니아신은 피부의 건강 유지에 중요한 성분으로, 피부염과 구내염, 각막염, 아토피 등의 예방과 치료에 효과적이다. 특히 비타민 B_2는 성장에 중요한 영양소로서 부족하면 성장을 방해한다. 니아신은 위장병과 신경증 예방에 필요하다.

시메지버섯 샌드위치 만드는 법
① 시메지버섯은 물에 살살 흔들어 씻은 뒤 먹기 좋은 크기로 가닥을 뗀다.
② 달구어진 팬에 버터를 두른 뒤 버섯을 넣고 볶다가, 소금과 후추로 간을 맞춘다.
③ 식빵 사이에 칼집을 넣어 볶은 버섯을 채워 넣고, 우유나 주스 등과 함께 먹으면 영양 만점이다.

다이어트할 때는 피조개로 철분을 보충한다

조개류의 혈액은 보통 무색에 가까운 옅은 녹색이지만, 피조개는 헤모글로빈을 혈색소로 지니고 있어 아가미와 살이 선명하고 윤이 나는 적자색을 띤다.

주성분은 단백질이고, 아미노산 수치는 81로 양질이다. 비타민 A의 함유량은 굴의 2배가 넘고, 비타민 B_1과 B_2가 풍부하다. 또한 비타민 C도 미량이나마 들어 있다. 철분 함유량은 시금치의 1.4배이며, 철분의 흡수를 돕는 구리와 아연도 있다.

피조개는 열량이 낮기 때문에 식사 제한이 필요한 사람의 영양 공급원으로 알맞은 식품이다. 특히 다이어트 중에는 철분이 부족해지므로 꼭 섭취하도록 한다. 맛 성분은 활력의 근원이 되는 글리코겐과 글루타민산, 알긴, 아스파라긴산 같은 아미노산이고, 쫄깃한 맛이 특징이다.

피조개 손질법
- 약간 짙은 소금물에 씻고 냉수에서 다시 한 번 씻는다.
- 초무침의 경우, 식초에 오랫동안 담가 두면 질겨지므로 먹기 직전에 술과 소금을 탄 식초를 친다.

부종과 비만에 좋은 율무

율무는 진통, 소염, 이뇨, 자양 강장 외에 고혈압과 당뇨병, 동맥경화 같은 성인병 예방에도 좋고, 특히 민간약으로는 사마귀를 제거하는 데 효력이 있다. 율무에 함유되어 있는 단백질 분해 효소가 사마귀와 여드름, 부스럼, 종기 등에 효과적이다.

곡류로도 영양 성분이 매우 뛰어나 정제한 율무는 백미에 비해 단백질 함유량이 2배, 지방은 4.5배, 철은 5배, 칼슘은 2배, 칼륨은 3배, 비타민 B_1은 2배, 비타민 B_2는 3.7배이다. 또한 식물 섬유도 풍부하여 노폐물 배설이 원활하고, 새로운 조직을 만드는 작용도 활발하다.

율무는 피부 트러블을 방지하고, 아름다운 피부를 가꾸는 데 효과가 매우 크다. 이 밖에 부종을 없애고 변비나 비만을 방지하는 효과도 있지만, 임산부는 삼가해야 한다.

조리법
① 율무를 여러 번 비벼 씻은 뒤 여러 시간 동안 물에 불린다.
② 불린 율무에 다시마를 넣고 죽을 끓인다.
③ ②에 파드득나물, 청대 완두 등의 야채를 넣고 다시 끓인다.

피부의 노화를 예방하는 가자미

가자미는 일반적으로 '왼쪽 넙치에 오른쪽 가자미'로 넙치와 구분한다.

가자미 가운데 최상급으로 치는 것은 참가자미, 문치가자미, 돌가자미, 갈가자미 등이다. 문치가자미는 초여름에서 초가을까지가 제철이며, 몸이 하얗고 회 맛도 일품이다. 말린 것으로는 갈가자미가 최고품이다.

가자미는 저열량, 저지방, 고단백질 생선으로, 아미노산 수치가 100이어서 영양도 매우 뛰어나다. 콜레스테롤은 적은 대신 불포화지방산이 많아 비만, 당뇨병, 심장병, 동맥 경화 같은 성인병을 앓고 있는 사람에게는 뛰어난 단백질 공급원이다.

비타민 B_1, B_2, B_6, 니아신 같은 비타민 B군이 풍부하고, 특히 껍질에는 비타민 B_2가 많이 들어 있어 피부의 노화 예방에도 좋은 생선이다. 또한 칼슘의 흡수를 돕는 비타민 D도 풍부하다.

조리법
- 가자미는 토막을 내어 바삭하게 기름에 튀겨 뼈째 먹는 것이 좋다.
- 가자미 튀김과 튀긴 가자미 무즙조림은 골다공증 예방에 좋다.

양귀비의 미모를 유지해 준 리찌

여지는 중국 남부에서 인도차이나 반도에 걸쳐 재배되고, 중국에서는 기원전부터 재배하고 있는 과일이다.

중국 당나라 때 현종의 후궁이었던 양귀비가 여지를 좋아하여 현종은 수천 리 길을 8일 밤낮에 걸쳐 말로 나르게 했다는 유명한 이야기가 있다. 여지는 하얗고 반투명한 과육이 맛있으며, 양귀비의 미모를 유지하는 데 도움을 준 과일로 알려지고 있다.

생여지는 향이 나며, 달고, 과즙이 많아서 맛있다. 영양적으로는 구리, 엽산, 비타민 C가 풍부하게 들어 있으며, 비타민 C의 함유량은 발렌시아 오렌지와 거의 비슷하다.

구리, 엽산, 비타민 C는 빈혈 예방에 중요한 미네랄과 비타민으로, 피부에 윤기를 돌게 하고 백발을 예방한다. 특히 엽산은 임산부에게 결핍되기 쉬운 성분이므로, 임산부는 적극적으로 섭취하는 것이 좋다.

빈혈과 미용에 좋은 다랑어

　다랑어는 종류도 많지만 가장 맛있는 것은 흑다랑어이며, 참다랑어로 부르기도 한다. 최고급 초밥용으로 치는 '도로'는 다랑어의 배부위로 지방이 많이 붙어 있어 지질 함유량이 붉은 살의 18배나 된다. 열량도 붉은 살의 2.4배나 되므로 체중 감량이 필요한 사람은 도로를 적당하게 먹는 것이 좋다.
　다랑어의 지방산에는 DHA와 EPA, 올레산, 리놀산 같은 불포화지방산이 풍부하다. 이들은 혈중 콜레스테롤 수치를 내리고, 혈관을 노화시키는 최대 요인인 고지혈증을 예방한다. 더욱이 DHA는 뇌를 활성화하는 작용도 있어 노인성 치매를 예방하는 효과도 있다.
　다랑어의 붉은 살에는 단백질이 풍부하게 들어 있으며, 함유량은 어패류 가운데 최고다. 철분과 철분의 흡수를 돕는 구리, 비타민 B_{12}도 많이 함유되어 있으므로, 빈혈이 있는 사람은 다랑어를 넣어 만든 김초밥을 먹으면 도움이 된다. 이 밖에 피로를 막아 주는 비타민 B_1과 피부 트러블을 방지하고 매끄러운 살결을 유지해 주는 비타민 B_2, B_6, 니아신도 풍부하여 미용에 매우 좋은 식품이다.

다랑어 스테이크 조리법
① 다랑어를 토막 내어 간장, 술, 생강즙에 재워 둔다.
② 재워 둔 다랑어를 기름에 살짝 굽는다.
③ 푸른색의 차조기를 채 썰어 뿌려서 먹으면 맛있다.

장을 튼튼하게 하는 요구르트

　요구르트는 유산 발효로 생성된 특수 건강식품이다. 장 속에는 대략 100여 종의 100조나 되는 세균이 들어 있다. 이 세균들은 종류별로 집단을 이루고 사는데, 크게 3가지로 나누면 건강에 이로운 세균, 해로운 세균, 이롭지도 해롭지도 않은 세균 등이다. 대표적인 이로운 균이 비피더스균인데, 유산균은 비피더스균의 증식을 촉진한다.
　이로운 균이 늘면 비타민 B군과 비타민 K의 합성을 촉진하고, 이를 몸이 재활용하여 체력과 면역력, 저항력을 높인다. 또한 변비를 막고 유해 물질을 체외로 배출하여 고지혈증과 장암을 예방한다. 요구르트를 꾸준히 먹으면 장이 튼튼해져 만성 피로도 해소되고, 피부도 아름다워진다.
　요구르트는 많은 양의 유산균을 함유하고 있지만 위를 지나가는 동안에 위에서 분비되는 위산에 의해 대부분 죽는다. 그러므로 아침에 일어나자마자 공복에 요구르트를 먹으면 제대로 된 효과를 기대할 수 없다. 아침 식전에 유산균의 효과를 제대로 보려면, 물이라도 마셔서 위산을 씻어 준 뒤에 마시거나 식후에 마시는 것이 좋다.

최고의 다이어트 식품, 한천

한천은 우뭇가사리를 끓여 응고시킨 우무를 얼려서 말린 해조 가공 식품이다. 제조법에 따라 천연 한천과 공업 한천으로 나눈다.

천연 한천은 우뭇가사리 끓인 것을 겨울밤의 한기로 얼리고, 다시 낮 기온으로 해동시켜 자연적으로 건조한다. 반면 공업 한천은 냉동실에서 인공으로 얼려 원심 분리기로 탈수한다.

한천의 주성분은 탄수화물이며, 소화나 흡수가 잘되지 않는다. 아가로스와 아가로펙틴이라는 2종류의 난소화성(難消化性) 다당류로, 약 80%를 차지한다. 이들 식물 섬유는 장에서 콜레스테롤이 흡수되는 것을 억제하고, 혈압을 올리는 나트륨의 흡수를 방해하여 고지혈증과 고혈압을 방지한다. 또한 장 속에 있는 노폐물의 배설을 촉진시켜 장암을 예방하는 효과가 있다.

한천은 열량으로 흡수되지 않으면서 동시에 포만감도 느낄 수 있어 혈당치 상승을 억제하고 비만을 방지하는 등 최고의 다이어트 식품이다.

우무의 용도
- 여름에 얼음을 띄운 콩국에 말아 먹는다.
- 우무채나 우무장아찌 등 반찬으로 쓰인다.
- 양갱 등의 과자나 의약품 원료, 미생물 배양의 한천 배양기로 쓰인다.

비타민 C가 풍부한 꽃양배추

꽃양배추는 '암 예방에 효과적인 식품으로, 다른 채소류에 비해 단백질과 당질의 함유량이 풍부하여 포만감이 있다.

단백질 아미노산 구성은 리신이 많이 들어 있고, 아미노산 수치가 77로 부추와 브로콜리처럼 우수하다. 비타민 C도 풍부하며, 당질에 싸여 있어 물에 데쳐도 다른 야채에 비해 파괴가 적다. 끓는 물에 데쳐도 비타민 C의 함유량이 무의 4배, 토마토의 2배나 된다.

이 밖에 비타민 B_1과 B_2, 니아신, 엽산, 판토텐산, 비오틴 등 각종 영양소가 함유되어 있어 피부 트러블 방지에 효과적인 채소다. 반면 카로틴은 미량이므로, 이를 보충할 수 있는 야채와 함께 섭취하는 것이 좋다.

꽃양배추를 맛있게 데치는 법
- 펄펄 끓는 물에 밀가루 1큰술을 물에 갠 것과 식초 1큰술, 소금 약간을 넣으면 하얀 빛깔을 띠며 먹기 좋게 데쳐진다.

조리법
- 우유를 넣고 크림조림을 하면 칼슘이 보충된다.
- 파슬리가루를 뿌려 샐러드를 만들면 부족한 카로틴도 보충할 수 있다.
- 그라탕이나 스튜, 카레에 넣거나 피클을 해서 먹어도 좋다.
- 믹서에 갈아 수프에 넣어도 맛있다.

영양 만점의 건강식, 깨소금무침

참깨는 옛부터 동서양에서 약용으로 이용되어 온 식품이다. 이집트나 그리스에서는 고대부터 참깨를 고영양 식품으로 애용해 왔고, 인도의 전통 의학에서도 참기름의 형태로 많이 이용하고 있다.

중국에서는 참깨를 '불노불사의 비약' '먹는 환약' 등으로 생각하고 있다. 실제로 작은 참깨 한 알 속에는 단백질, 지질, 탄수화물을 비롯한 각종 비타민과 미네랄, 식이 섬유 등 우리 몸이 필요로 하는 많은 성분들이 들어 있다.

참깨는 빛깔에 따라 검정깨, 흰깨, 누른깨로 나눌 수 있다.

참깨는 완전 영양에 가까운 식품이지만, 비타민 A와 C는 함유되어 있지 않다. 그러므로 시금치와 유채, 쑥갓 같은 비타민 A와 C가 많이 들어 있는 야채에 깨소금을 넣고 무치면, 모든 비타민과 미네랄, 식물 섬유가 풍부할 뿐만 아니라 비타민 A와 칼슘의 흡수까지 좋아지는 이상적인 요리가 된다.

아름다운 피부를 유지하고 싶거나 다이어트를 하는 사람은 하루에 한 번 정도 깨소금을 넣고 무친 야채 요리를 먹으면 효과를 볼 수 있다.

촉촉하고 윤기 나는 피부로 가꿔 주는 삼치

　삼치는 고등어보다 납작하고, 약간 길쭉하며, 길이는 1m 가량 된다. 지방 함유량은 고등어의 3분의 2 정도여서 비린내가 적고 담백한 맛이 난다. 성어기는 산란 전인 늦가을에서부터 초봄까지로, 이 때 지방이 늘어나 특히 맛있다.

　영양 면으로는 단백질이 매우 풍부하여 약 20%나 함유되어 있고, 아미노산 수치가 계란과 비슷할 정도로 우수하다. 지방은 불포화 지방산이 많아 EPA와 DHA, 올레산 등 혈액 순환을 원활하게 해 주는 지방산이 풍부하게 들어 있다.

　비타민 B_2, B_6, 니아신 등의 작용으로 피부를 건강하게 유지해 주고, 피부염을 예방한다. 이 밖에 비타민 D와 E, 칼륨, 아연, 인을 많이 함유하고 있지만, 칼슘은 미량이므로 칼슘이 풍부한 식품과 함께 먹으면 영양을 골고루 섭취할 수 있다.

삼치소금구이 조리법
① 삼치는 내장을 빼고 먹기 좋은 크기로 자른 다음 구울 때 터지지 않도록 사선으로 칼집을 낸다.
② 손질한 삼치에 소금을 골고루 뿌린 다음, 간이 배면 레몬즙을 뿌려 생선의 비린내를 없앤다.
③ 석쇠를 미리 불에 올려놓고 달구어지면 삼치를 굽는다.

비만과 대장암을 예방하는 팽나무버섯

우리가 먹고 있는 팽나무버섯은 모두 인공 재배한 것이다. 야생 팽나무버섯은 늦가을에서 이른 봄까지 팽나무, 감나무, 너도밤나무 등의 고목에서 자라며, 크기가 작고 갓이 크며 밤색이다. 하지만 야생 팽나무버섯은 식용하기에 그다지 적합하지 않다.

재배하는 것은 어두운 실내에서 키우기 때문에 줄기가 길고, 갓이 작으며, 색도 옅다. 글루타민산과 같은 맛 성분이 함유되어 있어 적당히 끈적거리고 쫄깃쫄깃한 맛이 특징이다. 역학 조사에 의하면, 팽나무버섯을 1주일에 4~5번 먹고 있는 재배 농가에서는 암으로 인한 사망률이 낮다.

비타민 B_1과 B_2, 니아신이 풍부하고, 비타민 B_6도 들어 있어 비타민 B군을 섭취하기에 매우 좋은 식품이다. 비타민 B군은 피로와 피부 트러블을 방지하며, 기초 체력을 기르는 데 중요한 성분이다.

이 밖에 칼륨, 아연, 구리도 풍부하고, 불용성 식물 섬유가 많이 함유되어 있는 데다 열량도 낮아서 비만, 당뇨병, 고지혈증, 변비 등에 좋다. 특히 최근 들어 많이 증가하고 있는 대장암의 예방에도 효과적인 식품이다.

여름에 살찌지 않는 식생활법

　여름에 살이 빠지기는커녕 오히려 살찌는 사람이 의외로 많다. 냉방으로 시원해진 집에서 하루종일 뒹굴다보니 소비 열량이 적어 살찌는 사람, 더위도 식욕은 떨어지지 않아 끊임없이 먹다 보니 살찌는 사람, 맥주를 많이 마셔서 살찌는 사람 등 원인은 다양하다.
　하지만 여기서 간과하기 쉬운 점은 덥다고 계속해서 찬 음료를 마시면 자기도 모르는 사이에 열량을 많이 섭취하게 된다는 것이다. 냉커피나, 아이스 티는 차가워서 단맛을 그다지 느끼지 못하기 때문에 뜨거운 음료보다 설탕 섭취량이 점점 많아진다.
　주스와 탄산 음료는 캔으로 된 것을 2~3개 마시면 200kcal 정도는 금세 섭취하게 된다. 여기에 아이스크림까지 먹으면 200kcal가 늘어나고, 생맥주 큰 잔을 1잔 마시면 200kcal가 또 늘어난다. 이렇게 하루에 600kcal를 더 섭취하면 1개월이면 체중이 약 2.5kg 정도가 늘어난다는 계산이 나온다. 물론 이는 어디까지나 이론상의 계산이지만, 음료수로 섭취하는 열량도 피하 지방이 된다는 사실을 명심해야 한다. 또한 찬 음료를 지나치게 마시면 몸이 냉해져 신진대사 저하로 살이 찐다.
　여름에 음료수와 알코올 음용을 줄이고, 과일을 과식하지 않으면 2kg 정도 체중을 줄일 수 있다.

중성 지방을 억제하는 죽순

　봄이 되면 땅 속에서 고개를 쑥 내미는 죽순은 대나무 종류에 따라 크기와 맛, 나오는 시기가 모두 다르다. 현재 가장 많이 재배되는 것은 '죽순대'로 쓴맛이 적고 맛도 좋다.
　죽순은 땅 속에서 살짝 나왔을 때 캐 낸 것이 가장 맛있다. 일단 땅 위로 쑥 나온 것은 섬유질이 질겨 맛과 씹는 맛이 떨어진다. 죽순의 아린맛 성분은 방향성 아미노산인 티로신이 산화된 호모겐티신산으로, 죽순을 캐 낸 뒤 시간이 지날수록 더욱 늘어난다.
　칼륨, 아연, 구리 등의 미네랄을 함유하고 있고, 가장 풍부하게 들어 있는 것은 식물 섬유다. 특히 불용성 섬유질이 많아 이완성 변비, 장암과 비만 예방에 효과적이며, 장에서 콜레스테롤과 중성 지방이 흡수되는 것을 억제한다.
　죽순은 날것 그대로 먹는 것이 가장 좋다. 삶은 것과 통조림 죽순은 사시사철 구할 수 있지만, 역시 제철인 3~5월에 나오는 것이 맛있다. 비타민 함유량이 적으므로 봄 야채와 같이 먹어야 한다.

비만을 예방하는 배추

배추의 원산지는 중국 북부 지방이며, 세계적인 분포를 보면 중국, 한국, 일본 등 동양 3국에서 중요한 채소로 취급하고 있다. 겨울이 제철이지만, 요즘은 사시사철 출하되고 있다.

배추는 97% 이상이 수분으로 구성되어 있고, 열량은 배추 중간 크기 하나가 12kcal로 매우 낮아 전골 요리 등에 듬뿍 넣으면 비만과 고지혈증을 예방할 수 있다. 특히 배추의 푸른 잎에는 비타민 C가 많이 함유되어 있다. 하지만 카로틴이 적으므로 당근이나 쑥갓 등을 곁들여 먹으면 영양을 골고루 섭취할 수 있다.

최근 연구에서는 배추의 성분 가운데 발암 물질을 해독하는 것이 발견되었다.

조리법
- 잎이 부드러우므로 잘게 찢어 레몬즙, 간장, 가다랑어포로 무치면 샐러드처럼 먹을 수 있고, 비타민 C도 섭취할 수 있다.
- 하얀 줄기 부분은 잘게 썰어 기름으로 재빨리 볶은 다음 빨간 고추로 맛을 내면 맛있는 요리가 된다.
- 우유를 넣고 크림조림을 해도 입에서 녹는 것처럼 맛있다.

부기를 내려 주는 꿀초 다시마

다시마는 신체의 신진대사 기능을 높여 주며, 다시마에 들어 있는 요오드는 악성 종양이나 염증성 질환, 종기 등을 풀어 줘 편도선염, 갑상선종 등에 효과가 매우 크다. 또한 이뇨 작용과 여러 가지 부기를 내려 주며, 방광염에도 효과가 있다.

말린 다시마에는 칼슘과 철이 많아 뼈의 성장 발육을 도와주고, 골다공증에 좋으며, 암세포의 번식을 막아 준다. 다시마는 성인병 예방과 비만을 방지해 주는 등 현대 식생활에 꼭 필요한 음식이다.

조리법
① 다시마 200g을 흐르는 물에 재빨리 씻어 물기를 닦고, 가위로 폭 1cm, 길이 4cm로 자른다.
② 바닥이 두터운 냄비에 ①을 넣고 물 5큰술과 현미 식초 7큰술을 넣어 1시간 정도 두면 부드럽게 불려진다.
③ ②에 꿀 4~5큰술을 넣고 불을 켜서 끓어오르면 레몬즙 2분의 1개 분량을 다시 넣고 뚜껑을 닫은 뒤 약한 불에서 조린다. 국물이 거의 없어지면 뚜껑을 열고 중간 불에서 나무주걱으로 국물을 다시마에 묻히면서 재빨리 저어 완전히 조린다.
④ ③을 넓은 접시에 펴서 말린 뒤 밀봉으로 보관한다. 말리면 하얀 가루가 나오는데, 이는 다시마에 함유된 단맛 성분인 마니톨이다. 3주일 이상 보관할 경우 냉장고에 넣는다.

잔주름을 방지하고 탄력 있는 피부로 만드는 법

주름은 피부의 노화 현상으로 탄력이 없어지면서 생기지만, 식사와 수면, 스트레스, 피부의 손질법에 따라 노화의 속도는 개인차가 생긴다.

피부는 날마다 조금씩 새 피부로 바뀌다가 28일 주기로 완전히 새로운 피부가 된다. 피부의 주성분은 단백질이므로, 평상시 식사를 통해 신선한 어패류, 콩류, 콩제품, 우유, 알류 제품 등 양질의 단백질을 충분히 섭취하는 것이 중요하다.

피부 트러블을 방지하고 매끄러움을 유지하려면 비타민 B_2, B_6, 니아신, 판토텐산을 충분히 섭취해야 한다. 비타민 B군은 버섯, 콩류, 씨 열매류, 조개류, 유산 음료, 로열 젤리, 밀 배아 등에 많이 들어 있다. 피부가 거칠 때는 비타민 A가 풍부한 뱀장어나 붕장어 등이 좋다.

잔주름을 예방하려면 살갗에 적당한 수분과 지방이 유지되어야 하므로 살갗의 지방 분비를 조절하는 비타민 A와 베타카로틴을 충분히 섭취하는 것이 좋다. 평소에 깨소금으로 무친 야채 나물이나 호두무침, 기름에 볶은 당근을 자주 먹는 것이 좋다.

이 밖에 피부의 노화를 방지하는 중요한 성분인 비타민 C와 E, 콜라겐이 들어 있는 음식을 많이 섭취하면 도움이 된다.

원기를 돋우는 대표적인 식품, 미꾸라지

미꾸라지는 옛부터 뱀장어와 같이 원기를 돋우는 대표적인 식품으로, 여름에 기운을 잃지 않도록 보강하는 보약으로 여겼다. 주성분은 단백질이며, 함유량은 뱀장어와 거의 비슷하다. 아미노산 수치도 100으로 우수하다. 지방 함유량은 뱀장어의 10분의 1 정도여서 적은 편이며, 열량도 뱀장어의 3분의 1 가량이므로 다이어트와 당뇨병 식단으로 적당하다.

비타민 A의 함유량은 뱀장어의 8분의 1 정도지만 어류치고는 많은 편이다. 미꾸라지에 유난히 많이 함유되어 있는 것은 비타민 B_2이며, 어패류 가운데 최고다. 비타민 B_2는 아미노산과 지방, 탄수화물의 대사에 관여하기 때문에 부족하면 대사 이상과 성장 장애를 초래한다. 피곤하거나 감기에 걸렸을 때 구내염, 구각염, 각막염을 일으키는 경우도 비타민 B_2가 부족하기 때문이다. 또한 비타민 B_2는 피부에 중요한 영양소이므로 아름다운 피부를 유지하려면 평상시 식생활에서 충분히 섭취해야 한다.

그 밖에 비타민 B_1과 니아신, 비타민 E도 많이 들어 있어, 피부의 노화 방지에 큰 효과가 있다. 칼슘과 비타민 D도 풍부하여 골다공증 예방에도 좋은 식품이다.

살아 있는 미꾸라지를 냄비에 넣고 뚜껑을 닫은 뒤 끓이다가 미꾸라지가 조용해지면, 국물과 야채를 넣고 된장으로 맛을 낸 추어탕은 자양 강장, 불로장생을 위한 매우 효과적인 음식이다.

변비의 특효약, 고구마

　남부 지방에서 주로 재배하는 고구마의 주성분은 전분이고, 이 밖에 자당, 포도당, 과당, 마니톨, 이노시트를 함유하고 있어 이들 당질이 단맛을 낸다. 특히 탄수화물이 다량 함유되어 주식 대용이 가능하며, 옛부터 구황 작물로 재배되어 왔다. 간식이나 엿, 과자, 잼, 당면 등의 원료로 쓰인다.
　고구마의 천연적인 단맛을 평소에 많이 섭취하여 미각을 길들이면 과자에 들어 있는 인공적인 단맛이 느끼하게 느껴져 먹고 싶은 생각이 줄어든다. 고구마의 소비가 감소한 원인의 하나로 과자의 다량 섭취를 들 수 있는데, 이러한 식생활 변화가 비만, 당뇨병, 심장병, 변비, 장암 등의 증가를 초래했다.
　고구마를 자르면 자른 부분에서 하얀 유액이 나오는데, 배변을 돕는 작용을 한다. 또한 고구마는 전분을 분해하는 효소와 장 기능을 활성화시키는 비타민 B_1도 풍부하다. 이들 성분과 식물 섬유의 상승 작용으로 배변을 원활하게 한다. 이 밖에 비타민 C와 E도 풍부하며, 전분질이 많아 열에 강하다는 것도 장점이다.

눈을 밝아지게 하는 소라

소라가 맛있는 시기는 산란 전의 생식 기관이 활발해지는 봄부터 초여름까지다. 《동의보감》에 의하면, 생것을 잡아 입을 벌린 다음 황련이라는 약재를 넣어 두면 즙이 생기는데, 안질이 생겨 눈이 아프고 낫지 않을 때 그 즙을 넣으면 좋다. 실제로 소라를 먹으면 눈이 밝아질 뿐만 아니라 소변이 잘 나오며, 숙취를 풀어 준다.

소라 살은 야채와 함께 삶아 먹으면 심장에 좋지만, 너무 열을 가하면 살이 굳어지므로 주의해야 한다. 또한 소라 간에는 비타민 E가 들어 있어 빈혈에 좋다. 소라 껍데기는 성질이 급한 사람이 가슴과 배가 터질 듯이 아플 때 설사나 이질을 그치게 하는 효과가 있다.

특히 단지에 넣어서 찌거나, 살을 저며 야채를 섞고 맛을 낸 다음 다시 껍질에 다져 넣고 재는 소라찜은 소라 특유의 씁쓸한 맛을 즐길 수 있고 자양면에서도 최고다. 하지만 몸이 차고 소화 기관이 약한 사람은 많이 먹어서는 안 되며, 겉껍질은 쓴맛이 있으므로 제거하는 것이 좋다.

주성분을 살펴보면, 단백질 함유량은 조개류 가운데 많은 편이고, 철, 비타민 B_2, E도 풍부하게 들어 있어 피부가 윤기가 나며 고와진다. 또한 마그네슘, 아연, 구리 같은 미네랄도 함유되어 있다.

여드름을 치료하는 식생활

　여드름의 원인은 남녀 모두 사춘기 때 증가하는 남성 호르몬의 분비가 왕성해지기 때문이다. 남성 호르몬으로 인해 피지 분비가 비정상적으로 항진하면서 모공이 막혀 면포를 형성한다. 여기에 여드름균이 작용하여 염증까지 일으킨다.
　여드름 치료는 세안 못지 않게 식사도 중요하다.

여드름 치료 식사법
- 첨가물이 들어간 가공 식품의 섭취를 줄인다.
- 여드름이 악화되었을 때는 육류를 잠시 먹지 않는다
- 설탕은 하루 20g 이하로 제한한다. 여드름이 심할 때는 아예 금지한다. 음료수나 단맛이 있는 과자도 금물이다.
- 스낵 과자의 섭취도 되도록 피한다.
- 날마다 데친 나물, 야채볶음, 야채수프, 해조류 초무침(설탕을 넣지 않은 초간장)을 꼭 먹는다.
- 단백질은 흰 살 생선, 조개류, 두부, 플레인 요구르트로 섭취한다.
- 배변을 좋게 하고, 충분한 수면을 취하고, 스트레스가 쌓이지 않도록 유의한다.

중성 지방을 조절하는 과일 식용법

혈액은 혈구와 혈체로 나뉜다. 혈체에는 '혈중 지방'이라는 지방이 함유되어 있다. 이를 크게 나누면, 콜레스테롤, 중성 지방(트리글리세라이드), 인지질, 유리 지방산이다.

중성 지방은 에너지 운반과 저장, 보온, 장기 보호에 중요한 지방이지만, 혈액 속에 지나치게 늘어나면 콜레스테롤과 마찬가지로 동맥 경화를 촉진한다. 또한 혈액이 쉽게 응고되어 혈전을 초래하거나 췌장염을 일으키기 쉽다.

중성 지방이 늘어나는 원인은 단 과자나 스낵류 같은 과자에 들어 있는 당질과 동물성 지방을 과다 섭취하기 때문이다. 여성의 경우 과일을 너무 많이 먹어서 늘어나는 경우가 많다.

과일의 주성분인 과당과 포도당은 흡수가 빨라 중성 지방을 쉽게 늘린다. 하루에 먹는 과일의 양은 200~300g이 적당하고, 특히 저녁 식사 뒤에는 지나친 섭취를 피하는 것이 좋다.

이 밖에 주스류나 알코올의 다량 섭취도 주의해야 한다. 저녁을 늦게 먹거나 잠자기 직전에 음식을 먹는 습관도 중성 지방을 늘리는 요인이므로 피해야 한다.

파슬리를 이용한 여러 가지 조리법

빈혈과 변비를 예방하기 위한 파슬리 조리법
① 파슬리는 씻어서 물기를 빼고, 잎을 잘게 썰어 종이 타월로 물기를 짠다.
② 수프, 스튜, 샐러드 등에 뿌리거나 빵가루에 섞는다.

파슬리 사과주스 만드는 법(1인분)
① 파슬리 20g을 씻어 양상추 2장에 싼다.
② 사과 작은 것 1개를 껍질을 벗기고 심을 제거한다. 레몬 6분의 1쪽의 껍질을 벗긴 뒤 준비한 사과와 레몬을 주서기에 간다.

파슬리 복숭아 요구르트 만드는 법(1인분)
① 파슬리 10g을 칼로 대충 다진다.
② 복숭아 큰 것 2분의 1개를 껍질을 벗기고 한입 크기로 썰어, 플레인 요구르트 2분의 1컵, 레몬즙 6분의 1개, 꿀 2작은술과 ①을 넣고 주서기에 간다.

신장병에 좋은 파슬리 셀러리주스 만드는 법
① 싱싱한 파슬리와 잎이 파릇파릇한 셀러리를 준비하여 물에 씻은 뒤 물기를 빼 놓는다.
② 손질한 파슬리와 셀러리를 양배추에 싸서 녹즙기에 넣고 간 다음 레몬을 섞어 맛을 낸다.

변비의 치료와 예방에 좋은 토란

토란은 추석 전후에 자주 먹는 계절국으로, '흙 속의 알'이라 하여 토란이라고 한다.

토란의 주성분은, 수분이 63~85%를 차지하고 있으며, 그 다음으로 많은 것은 전분으로 개당 13~19g 정도 들어 있다. 토란의 녹말은 입자가 작기 때문에 가루로 만들어 섭취하면, 소화가 잘되고 변비의 치료와 예방 효과를 볼 수 있다. 조리할 때는 토란이 미끈거리기 때문에 쌀뜨물이나 소금물에 삶아서 쓴다.

토란의 점액질에는 간 기능을 높이는 작용이 있다. 토란 특유의 점액질은 무틴으로, 해독 작용과 간 기능을 높이고, 궤양을 방지한다. 또한 칼륨이 풍부하여 피로 회복과 고혈압에 효과적이며, 비타민 B_1과 B_2가 풍부하여 비만 예방에도 도움이 된다.

토란은 주로 토란탕, 산적, 찜, 조림, 구이, 장아찌, 엿 등으로 먹으며, 다시마와 궁합이 잘 맞는 식품이다.

토란곰탕 조리법
① 토란은 검은 부분을 깍아 낸 뒤 소금물에 비벼 씻어 큰 것은 반으로 가른다. 준비한 토란에 쌀뜨물을 붓고 무르게 삶은 다음 찬물에 헹군다.
② 국거리로 쓸 양지머리나 사태를 푹 곤다. 이때 곱창과 양을 합하여 곰국을 끓여도 좋다. 무르게 삶아진 고기를 양념하고, 무, 삶은 토란, 다시마 등을 넣고 다시 한 번 푹 끓여 파를 얹어 낸다.
③ 간은 국간장으로 하며, 싱거울 때는 소금으로 따로 하면 된다.

피로 회복에 좋은 여름 과일, 복숭아

복숭아는 비타민 공급보다는 여름을 맛보는 과일이다. 주성분의 90%가 수분이므로, 적당히 차가운 것은 먹기도 좋고 몸 속이 시원해져 피로를 가시게 한다.

당질이 풍부하고, 비타민 C의 함유량은 토마토의 절반 가량이다. 그 밖에 비타민 B_1, B_2, B_6, E, 니아신, 칼륨 등을 함유하고 있다. 백도의 붉은 색은 폴리페놀류라서 항산화 작용을 한다. 복숭아 콤포트(compote: 과일에 설탕을 넣고 조린 것)는 맛이 부드러워 입에서 살살 녹는 디저트로, 통조림으로는 맛볼 수 없는 산뜻한 맛을 즐길 수 있다. 이 밖에 배변을 좋게 하는 작용도 있다.

복숭아 콤포트 조리법
① 복숭아는 껍질을 벗기고 6등분으로 하여 레몬즙, 꿀, 와인, 물 약간을 넣고 중간 정도의 불로 끓인다.
② ①이 끓어오르면 뚜껑을 닫고, 약한 불에서 20분 동안 끓인 다음 열을 식힌다.

아름다운 머릿결을 유지하는 식생활

　모발의 주성분은 유황을 함유한 단백질이다. 흔히 '머릿결에는 해조류'라고 하지만, 해조류만으로는 충분하지 않다. 어패류, 콩류, 알류, 내장, 참깨, 오트밀 같은 단백질을 하루 3끼 식사를 통해 골고루 섭취해야 한다.
　모발 생육에는 해조류의 요오드와 단백질을 함께 섭취해야 한다. 그러므로 콩과 다시마조림은 매우 이상적인 음식이다. 끝이 갈라지는 머리, 끊어지는 머리, 부수수한 머리를 방지하려면 머리에 수분이 적당히 유지되어야 하므로, 필수 지방산과 비타민 E를 섭취해야 한다. 이들 영양소는 양질의 식물성 기름과 종실류, 배아, 아보카도, 신선한 등 푸른 생선에 풍부하게 들어 있다.
　아름다운 머리색을 유지하는 데는 요오드, 철, 구리 같은 미네랄을 섭취해야 한다. 머리가 빠지는 것을 방지하려면 두피의 지방 분비를 조절하는 비타민 A와 비듬을 방지하여 두피를 건강하게 유지하는 비타민 B_2, B_6, B_{12}와 C를 섭취해야 한다. 깨소금으로 무친 푸성귀에는 이들 성분이 모두 함유되어 있다.
　설탕, 과자류, 식품 첨가물, 담배, 알코올을 다량으로 섭취하면 머릿결이 상한다. 콜레스테롤도 남성 호르몬의 분비를 촉진시켜 탈모를 초래하므로, 고콜레스테롤 혈증인 사람은 주의해야 한다.

주름을 예방하는 아귀

아귀는 거의 모든 부위를 먹을 수 있는 생선으로, 겨울철 전골 요리의 왕자에 해당한다. 아귀는 심해어라서 지방이 적고, 단백질이 풍부하며, 열량이 낮다. 대구에 비하면 20% 정도 열량이 높지만 가자미와 넙치보다는 낮다. 비타민으로는 펠라그라증 예방에 중요한 니아신이 많이 들어 있다.

아귀의 껍질은 콜라겐의 보고다. 콜라겐은 세포와 세포를 이어 주는 성분으로, 피부의 주름과 늘어짐을 방지하기 때문에 아름다운 피부를 가꾸는 데 중요한 성분이다. 특히 아귀의 간은 비타민 A의 보고다. 하지만 칼슘과 인의 비율이 좋지 않으므로, 요리할 때는 칼슘이 풍부한 두부와 쑥갓, 유채 등을 넣는 것이 좋다.

아귀찜 조리법
① 아귀는 토막을 낸 뒤 소금을 뿌려서 밑간을 해 둔다.
② 미나리와 굵은 파는 5cm 길이로 썰고, 콩나물은 머리와 꼬리를 뗀다.
③ 아귀를 살짝 볶으면서 청주를 붓고, 양념을 절반 정도 얹은 다음 골고루 뒤적이면서 볶는다.
④ 아귀가 어느 정도 익으면 물을 붓고, 채소를 얹은 뒤 소금, 고춧가루, 참기름 등의 양념을 넣는다.
⑤ 한 번 끓으면 찹쌀가루를 물에 개어서 걸쭉하게 끓인다.

변비와 비만을 예방하는 에린지버섯

유럽과 중앙아시아 등지에 분포하는 에린지버섯은 향과 맛이 좋고 쫄깃쫄깃하여 인기가 있다. 모양은 시메지버섯과 비슷하지만, 그보다 조금 크고 육질도 두툼하여 씹는 맛이 좋다. 또한 단백질이 많아서 맛 성분도 풍부하다.

비타민류는 다른 버섯과 마찬가지로 비타민 A와 C는 들어 있지 않다. 하지만 비타민 B_1, B_2, B_6, 판토텐산이 비교적 많이 함유되어 있고, 칼륨, 아연, 식물 섬유가 풍부하다. 칼륨과 식물 섬유는 나트륨을 배설하고, 콜레스테롤과 중성 지방의 흡수를 억제하여 고혈압과 고지혈증을 예방한다. 또한 비타민 B군과 식물 섬유의 작용으로 비만과 변비, 장암을 예방하고, 신진대사를 높여 피로 회복에도 효과적이다.

에린지버섯볶음 조리법
① 에린지버섯의 밑뿌리를 잘라 내고 살짝 씻은 다음 세로로 썬다.
② 마늘 저민 것을 기름에 볶다가 에린지버섯을 넣고 재빨리 볶는다.
③ 소금, 후추, 간장 등으로 간을 맞추고, 레몬즙을 뿌린다.

체질량 지수로 비만도를 측정한다

　식생활이 서구화되고, 생활도 점점 단순해지면서 편리해져 비만이 늘어나는 추세다. 비만이란 체내에 지방이 과다 축적되어 체중이 표준 체중의 20%를 초과한 경우를 말한다. 비만의 원인은 다양하지만, 주원인은 음식물의 섭취량과 소모량의 균형이 깨진 것에서 찾을 수 있다. 이 경우 단순히 체중의 증감뿐만 아니라 몸 속에 지방이 차지하는 비율, 즉 체지방율이 문제가 된다.

　체지방율을 구분하는 지수로 BMI(Body Mass Index = 체질량 지수)가 있는데, 체중(kg) ÷ [신장(m)의 제곱]으로 산출한다. 이 방법은 키 차이에 의한 모순이 적어 널리 사용된다. BMI의 지수가 25 이상이면 비만이며, 지수가 22일 때 질병으로 인한 합병증이 가장 적다는 통계가 나왔다.

　비만은 무엇보다 꾸준한 자기 관리와 노력, 즉 BMI의 이상 지수를 염두에 두고 영양을 고려한 균형 잡힌 식사와 운동을 통해 지속적으로 관리해야 한다. 극단적인 다이어트는 오히려 몸에 무리를 주어 빈혈이나 생리 불순, 골절 등을 초래하기 쉽다.

비만도 계산법

비만도 계산하기	(현재 체중 − 표준 체중) ÷ 표준 체중 × 100
비만도 판정	−10 이하는 체중 미달
	−10~+10은 정상 체중
	+10~+20은 과체중
	+20 이상은 비만

거친 피부와 탈모에 좋은 쑤기미

쑤기미는 매우 못생긴 생선이지만, 맛이 좋아 낚시꾼들을 사로잡는다. 싱싱한 것은 얇게 저며 회로 먹는데, 담백하고 쫄깃한 맛이 복어와 비슷한 고급 요리다. 성어기는 여름이지만 겨울에 먹어도 맛이 좋다.

열량이 대구보다 낮고 저지방, 고단백질이므로 비만, 당뇨병, 심장병을 예방하는 데 적합한 생선이다. 또한 비타민인 판토텐산도 매우 풍부하다. 판토텐산은 피부염 치료에 효과적이고, 부족하면 피부가 거칠어지고 머리끝이 갈라지거나 빠지기도 한다.

하지만 장 속에 있는 세균에 의해 합성되므로 극단적으로 부족한 문제는 생기지 않는다. 설사나 스트레스, 편식, 항생 물질의 섭취로 오랜 기간 결핍되면 손발이 저리고 쑤시며, 발바닥이 타는 듯이 아프며, 현기증과 두통, 간장의 지방 대사 이상을 일으킨다.

옛부터 산모가 먹으면 젖이 잘 나온다고 전해지며, 이 밖에도 아연과 비타민 D가 풍부하게 들어 있어 기름에 튀기면 칼슘도 섭취할 수 있다.

쑤기미는 생선회나 된장국, 양념구이, 튀김, 찌개 등에 주로 이용하며, 조리할 때는 등지느러미의 독침을 주의해야 한다.

비만과 당뇨병 예방에 좋은 뱅어

담백하고 단맛이 나는 은백색의 투명한 생선인 뱅어는, 죽은 뒤에도 맛이 떨어지지 않아 여러 가지 요리에 활용할 수 있다.

뱅어는 지방 함유량이 적고 저열량이므로 다이어트를 하는 사람이나 당뇨병 환자에게 좋다. 칼슘도 풍부하고, 칼슘의 흡수를 돕는 비타민 D도 들어 있어 골밀도를 강화하여 골다공증 예방 효과도 기대할 수 있다. 또한 흰 살 생선이므로 비타민 A의 함유량이 도미의 4배나 된다.

뱅어는 파드득나물과 미나리를 넣고 계란을 푼 탕으로 먹거나, 푹 삶아 간장과 무즙에 찍어 먹으면 맛있다.

뱅어포 파래무침 조리법

① 기름을 두르고 뜨겁게 달군 팬에 깨끗이 손질한 뱅어포를 넣어 노르스름하게 구워 낸다.
② 파래도 뱅어포와 같이 팬에서 구워 낸다.
③ 우묵한 그릇에 구운 뱅어포와 파래를 넣고, 양념장을 넣어 골고루 버무린다. 양념장은 실파, 간장, 설탕, 참기름, 깨소금, 다진 마늘, 고춧가루, 후추, 소금 등을 넣고 잘 섞으면 된다.

먹는 영양 크림, 두리안

　요즘은 세계의 모든 과일을 맛볼 수 있는 세상이 되어 귀한 것도 일상적으로 먹을 수 있다. 두리안도 그 가운데 하나다.
　두리안은 처음에는 특이한 냄새 때문에 거부감이 들기도 하지만, 차츰 그 맛에 익숙해지면 끈끈한 크림 유형의 단맛 나는 과육에 빠지기 쉬운 과일이다.
　'두리안'은 '가시'라는 뜻으로, '과일의 왕'이라 부를 만큼 영양이 풍부하다. 열량이 높고, 당질을 많이 함유하고 있어 단맛이 강하다. 미네랄로는 칼륨이 많이 들어 있고, 비타민 E, B_1, B_2, B_6, 엽산, 판토텐산이 풍부하여 먹는 영양 크림이라고도 한다.
　꺼칠해진 피부와 잔주름 예방에 효과적이며, 비타민 C의 함유량은 귤보다 10% 가량 적지만 바나나의 3배가 넘는다. 피로와 스트레스가 쌓였을 때 두리안에 레몬즙을 뿌려 먹으면 효과가 있다. 요구르트에 찍어 먹어도 맛있다.

먹어서 약이 되는 음식

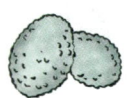
아보카도

동맥 경화를 방지하고, 혈중 콜레스테롤 수치를 억제한다. 단백질이 많이 들어 있으며, 비타민 B_1, B_2, 니아신 등 비타민 B군도 풍부하다. 피부의 버석거림을 방지하고, 잔주름을 예방하며, 촉촉하고 윤기 나는 피부로 가꿔 준다.

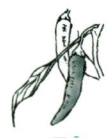
고추

고추의 매운맛 성분은 신진대사를 활발하게 하여 비만을 방지한다. 말초 신경의 활동을 높이고, 혈액 순환을 원활하게 해주고, 위장 기능도 돕는다. 위장이 약한 사람과 치질, 심장병이 있는 사람은 과다 섭취를 피해야 한다.

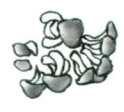
시메지버섯

느타리버섯과 비슷하게 생겼으며, 연한 맛과 향이 좋다. 비타민 B_1과 B_2, 니아신 같은 비타민 B군과 D가 풍부하게 들어 있어 피부염과 구내염, 각막염, 아토피, 위장병, 신경증 등의 예방과 치료에 효과적이다.

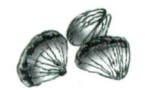
피조개

주성분은 단백질이며, 비타민 A의 함유량은 굴의 2배가 넘는다. 비타민 B_1과 B_2도 풍부하다. 열량이 낮아서 식사 제한이 필요한 사람의 영양 공급원으로 좋은 식품이며, 다이어트 중에 부족한 철분을 섭취하는 데도 매우 효과적이다.

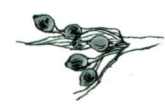
율무

진통, 소염, 이뇨, 자양 강장 외에 고혈압과 당뇨병, 동맥 경화 같은 성인병 예방에 좋은 약효를 지니고 있다. 부종을 없애고, 변비와 비만을 예방하며, 피부 트러블을 해소한다. 사마귀와 여드름, 부스럼, 종기 등에도 좋다.

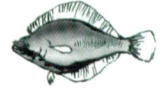
가자미

저열량, 저지방, 고단백질 생선. 비만, 당뇨병, 심장병, 동맥 경화에 좋다. 피부의 노화 예방에도 도움을 준다.

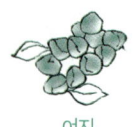
여지

하얗고 반투명한 과육의 향과 맛이 좋다. 비타민 C, 구리, 엽산 등이 풍부하게 들어 있어 빈혈을 예방하고, 피부에 윤기를 돌게 하고, 백발을 방지한다.

먹어서 약이 되는 음식

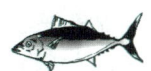
다랑어

고지혈증과 노인성 치매를 예방하는 효과가 있다. 다랑어의 붉은 살에는 단백질이 풍부하게 들어 있으며, 철분과 구리, 비타민 B_{12}도 다량으로 들어 있어 빈혈 예방에도 도움이 된다. 피로를 막아 주고, 피부 트러블을 방지하고, 매끄러운 살결을 유지해 준다.

요구르트

체력과 면역력, 저항력을 높인다. 변비를 막고, 고지혈증과 장암을 예방한다. 꾸준히 먹으면 장이 튼튼해져 만성 피로도 해소되고, 피부도 고와진다.

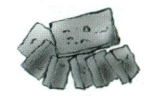
한천

한천에 들어 있는 식물 섬유는 고지혈증과 고혈압을 방지하고, 장 속에 있는 노폐물의 배설을 촉진시켜 장암을 예방한다. 혈당치의 상승을 억제하고, 비만을 방지하여 다이어트에 매우 효과적이다.

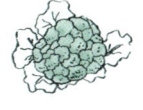
꽃양배추

단백질과 당질의 함유량이 풍부하여 포만감을 느끼게 한다. 비타민 C가 풍부하며, 당질에 싸여 있어 물에 데쳐도 다른 야채에 비해 파괴가 적다. 피부 트러블 방지와 암 예방에 도움을 준다.

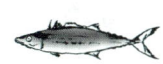
삼치

비린내가 적고, 담백한 맛이 난다. 단백질이 매우 풍부하며, 아미노산 수치는 계란과 비슷하다. 혈액 순환을 원활하게 해주고, 피부를 건강하게 하며, 피부염을 예방한다.

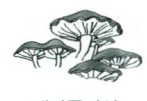
팽나무버섯

비타민 B_1과 B_2, 니아신이 풍부하고, 비타민 B_6도 들어 있어 비타민 B군을 섭취하기에 매우 좋은 식품이다. 피로와 피부 트러블을 방지하며, 비만, 당뇨병, 고지혈증, 변비, 대장암 등의 예방에 효과적이다.

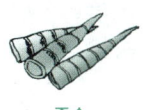
죽순

불용성 섬유질이 많이 들어 있어 이완성 변비, 장암, 비만의 예방에 효과적이며, 장에서 콜레스테롤과 중성 지방이 흡수되는 것을 억제한다. 비타민이 적게 들어 있으므로 봄 야채와 같이 먹으면 좋다.

먹어서 약이 되는 음식

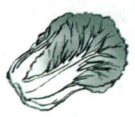
배추

97% 이상이 수분으로 구성되어 있고, 열량이 매우 낮아 전골 요리 등에 듬뿍 넣으면 비만과 고지혈증을 예방하는 데 도움이 된다. 특히 배추의 푸른 잎에는 비타민 C가 많이 함유되어 있으며, 발암 물질을 해독하는 성분이 들어 있다.

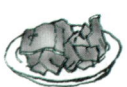
다시마

신체의 신진대사 기능을 높여 주며, 악성 종양이나 염증성 질환, 종기 등을 풀어 주어 편도선염과 갑상선종 등에 효과가 매우 크다. 이뇨 작용과 여러 가지 부기를 내려 주며, 방광염에도 도움이 된다. 성인병 예방과 비만을 방지해 주는 식품이다.

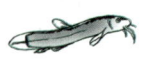
미꾸라지

원기를 돋우는 대표적인 식품. 여름에 기운을 잃지 않도록 보강하는 보약으로 많이 쓰인다. 다이어트와 당뇨병에 도움이 되며, 구내염, 구각염, 각막염의 예방과 아름다운 피부를 유지하는 데 효과적이다. 노화 방지와 골다공증 예방에도 좋다.

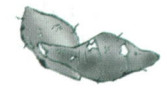
고구마

탄수화물을 다량 함유하고 있어 주식 대용으로 가능하다. 변비의 특효약으로 불릴 만큼 배변을 원활하게 해준다. 고구마의 천연적인 단맛을 많이 섭취하면, 과자의 인공적인 단맛에 싫증을 느끼기 쉬워 아이들 간식으로 특히 좋다.

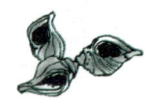
소라

눈이 밝아지고, 소변이 잘 나오며, 숙취를 풀어 준다. 소라 살은 야채와 함께 삶아 먹으면 심장이 좋아지고, 간에는 비타민 E가 들어 있어 빈혈에 좋다. 소라 껍데기는 성질이 급한 사람이 가슴과 배가 터질 듯이 아플 때 설사나 이질을 그치게 하는 효과가 있다.

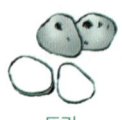
토란

토란의 녹말을 가루로 만들어 사용하면 소화가 잘되고, 변비의 치료와 예방 효과를 볼 수 있다. 점액질에는 간 기능을 높이는 작용이 있어 해독 작용과 궤양을 방지한다. 피로 회복과 고혈압, 비만 예방에도 좋으며, 다시마와 궁합이 잘 맞는 식품이다.

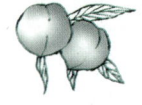
복숭아

주성분의 90%가 수분이어서 적당히 차가운 것은 먹기도 좋고, 몸 속이 시원해져 피로를 가시게 한다. 당질이 풍부하고, 비타민 C의 함유량은 토마토의 절반 가량이다. 백도의 붉은색은 항산화 작용을 한다.

먹어서 약이 되는 음식

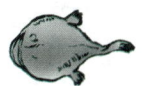
아귀

지방이 적고, 단백질이 풍부하다. 비타민으로는 펠라그라증 예방에 중요한 니아신이 많이 들어 있다. 아귀의 껍질에는 콜라겐이 풍부하여 피부의 주름과 늘어짐을 방지하고, 아름다운 피부를 가꾸는 데 효과적이다.

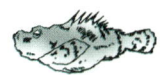
쑤기미

담백하고 쫄깃한 맛이 복어와 비슷한 저지방, 고단백질 생선. 비만과 당뇨병, 심장병을 예방하는 데 효과적이다. 아연과 비타민 D가 풍부하게 들어 있어 기름에 튀기면 칼슘도 섭취할 수 있다. 피부염 치료에 효과적이며, 산모가 먹으면 젖이 잘 나온다.

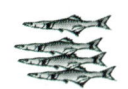
뱅어

담백하고 단맛이 나는 고급 생선. 다이어트를 하는 사람이나 당뇨병 환자에게 매우 좋다. 칼슘도 풍부하여 골다공증 예방 효과도 기대할 수 있다.

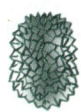
두리안

열량이 높고, 당질을 많이 함유하고 있어 단맛이 강하다. 비타민 B군도 풍부하여 꺼칠해진 피부와 잔주름 예방에 효과적이다. 피부가 거칠어지거나 피로와 스트레스가 쌓였을 때 두리안에 레몬즙을 뿌려 먹으면 도움이 된다.

제5장
컨디션이 좋아지는 음식

골다공증을 예방하는 우유

아침 일찍 찬 우유 1컵을 마시면 배변을 수월하게 볼 수가 있다. 이것은 우유에 포함된 유당이 염류와 같은 작용으로 수분을 품어 대변을 무르게 하며, 장내 세균이 유당을 분해하여 만든 유기산이 장을 자극하기 때문이다. 우유는 이완성 변비에 특히 효과가 크며, 비타민 B_2와 칼슘의 좋은 공급원 역할을 한다. 한국인 1인당 우유 소비량은 연간 60kg이다.

우유는 인체에 필요한 영양소가 골고루 들어 있고, 그 각각의 성분이 소화 흡수가 잘되는 형태로 함유되어 있다. 단백질은 주로 카제인으로 구성되어 있는데, 카제인은 필수 아미노산을 모두 함유한 영양가 높은 성분이다. 칼슘과 철의 흡수를 돕고, 혈압을 안정시키는 작용도 있다.

당분은 유당으로 장 속에 이로운 균이 번식하도록 돕고, 비타민 B군의 합성을 촉진한다. 유당에는 칼슘의 흡수를 돕는 작용도 있고, 칼슘과 인의 비율이 좋아 다른 식품보다 칼슘 흡수율이 양호하다. 칼슘은 초조감을 가라앉히고, 스트레스 해소에 효과적이다.

우유는 골다공증 예방을 위해서라도 하루에 2컵 정도는 마셔야 한다. 이를 통해 칼슘의 하루 필요량의 3분의 2를 섭취하게 된다. 또한 피부에 영향을 주고 성장을 촉진하는 비타민 B_2도 하루 필요량의 절반을 섭취하는 셈이다.

악성 빈혈을 예방하는 김

김에는 콩과 비슷한 함량의 단백질이 들어 있어 '바다의 고기'로 불린다. 구운 김 1장의 열량은 불과 5kcal이지만 함유된 비타민 A는 작은 토마토 2개분에 해당하고, 비타민 B_{12}는 거의 하루 필요량이 들어있다.

특히 악성 빈혈을 치료하는 시아노코발라민이라는 성분이 들어 있는데, 이것은 육지 식물에는 존재하지 않는 성분이다. 이 밖에 동맥 경화를 예방하는 성분이 있으며, 칼슘, 칼륨, 철, 인 등 무기질이 풍부한 알칼리성 식품이다.

파드득나물과 닭 가슴살 김무침 조리법 (2인분)
① 파드득나물 1다발을 잘 씻어 끓는 물에 소금 약간을 넣고 살짝 데친 다음, 냉수에 헹궈 꼭 짜서 4cm 길이로 썬다.
② 닭 가슴살 2개는 세로로 칼집을 내어 두께를 평평히 해서 소금과 술 약간을 넣은 물에 삶아 손으로 가늘게 찢는다.
③ 김 한 장을 손으로 잘게 부셔서 김이 눅눅해질 정도로 ②의 식힌 국물을 붓는다. 고추냉이, 식초, 간장을 잘 섞어 ①, ②, ③에 넣고 버무린다.

민간요법
- 불임증 : 날것을 매끼 복용하되 장복해야 효험을 볼 수 있다.
- 치질 : 김 5장을 1회분 기준으로 물에 불려 10회 정도 환부에 붙인다.
- 화상 : 김을 물에 적셔 5회 이상 환부에 붙인다.

커피는 창조력과 사고력을 높인다

　프랑스 문학의 거장 발자크는 커피를 무척 좋아한 나머지 하루에 100잔이나 마셨다고 한다. 커피 1잔에 함유되어 있는 카페인은 0.1~0.2g이므로, 발자크는 하루에 10~20g의 카페인을 섭취한 셈이다. 카페인은 뇌의 중추 신경을 자극하고 흥분시키는 작용이 있다. 이런 작용이 발자크의 저작 활동에 좋은 효과를 가져다준 것인지도 모른다.
　저혈압인 사람은 혈압이 내려가면 머리가 멍해진다. 이때 커피를 마시면 머리가 한결 맑아진다. 카페인이 신경을 자극하여 심장 고동이 빨라지고, 혈관을 수축시키는 호르몬이 분비되어 혈압이 상승하기 때문이다.
　커피는 카페인과 향 성분인 카페올의 자극 작용으로, 기분을 고양시키고 머리를 맑아지게 한다. 하지만 지나치게 마시면 소화기의 점막을 강하게 자극하여 위장 장애를 불러일으킨다. 이를 뒷받침하는 것으로 커피 애호가일수록 췌장암에 걸리기 쉽다는 역학 조사 결과도 있다. 이 밖에 고혈압, 심장병, 빈혈인 사람도 많이 마시면 안 된다.

딸기 | 10개로 스트레스를 물리친다

성인의 비타민 C 하루 필요량은 100mg으로, 이는 딸기 10개에 해당한다. 그러나 비타민 C는 콜라겐과 부신 피질 호르몬 생성에 중요한 성분이기 때문에 필요량만 섭취해서는 안 된다. 하루 필요량의 2~3배를 섭취해야 노화를 방지하고, 면역력과 저항력을 높일 수 있다.

콜라겐은 세포와 세포를 이어 주는 조직으로, 뼈 세포를 만들어 유지시키는 작용을 한다. 그러므로 콜라겐이 제대로 형성되지 않으면 모세 혈관과 치아, 연골, 결합 조직이 나빠진다.

비타민 C는 체내에서 부신 피질과 황체에 가장 많이 들어 있고, 호르몬 생성과 산화를 막는다. 비타민 C를 충분히 섭취하면 부신 피질 호르몬의 분비가 왕성해져 육체적, 정신적 스트레스를 이겨 낼 수 있는 신체를 형성한다.

딸기의 단맛은 포도당과 과당이다. 신맛은 사과산과 구연산이며, 피로를 빨리 회복시켜 준다. 이 밖에 류머티즘에 효과가 있는 것으로 알려진 메틸살리실레이트산을 함유하고 있으며, 펙틴이 풍부하게 들어 있어 노폐물 배설 작용을 돕는다. 요구르트와 같이 먹으면 변비에도 효과적이다.

고추냉이의 매운맛이 활력을 높인다

고추냉이는 뿌리줄기의 색에 따라 푸른 줄기, 붉은 줄기, 흰 줄기가 있고, 최고품은 푸른 줄기다. 성분으로는 당질, 단백질, 칼슘, 비타민 B_2, C가 풍부하게 들어 있고, 시니그린 등을 함유하고 있다.

고추냉이를 갈면 효소 작용으로 매운맛 성분이 생성된다. 하지만 휘발성이 높고 분해가 빨라 갈아 놓고 시간이 지나면 매운맛과 향이 없어진다. 그러므로 먹기 직전에 갈아야 한다. 매운맛 성분은 위를 자극하여 식욕을 돋우고, 소화를 도우며, 말초 혈관의 혈액 순환을 원활하게 하여 활력을 높인다. 고추냉이의 매운맛을 살린 드레싱도 맛있다.

고추냉이에는 생선 독을 없애는 강한 살균 작용과 비린내를 가시게 하는 작용도 있다. 또한 다양한 소화 효소가 함유되어 있어 위를 튼튼하게 한다. 소량만 섭취해도 비타민 B_1을 합성하는 균을 증식하는 뛰어난 작용도 있는데, 이러한 약효는 생고추냉이에만 들어 있다.

갱년기 장애를 예방하는 두부

두부는 고기 못지 않은 우수한 단백질을 함유하고 있으며, 칼슘이 많은 알칼리성 식품이다.

두부는 위장에서 머무는 시간이 짧고 소화 흡수가 잘되므로 누구라도 먹을 수 있는 건강식품이다. 두부 100g에 칼슘은 우유의 1.2배, 단백질은 2.3배나 들어 있다. 또한 이소플라본이 풍부하게 들어 있어 갱년기 장애와 골다공증 예방에도 도움이 된다.

특히 생두부를 먹거나 끓는 물에 살짝 데쳐서 김치와 함께 반 모만 먹어도 포만감을 느끼게 되어 다이어트에도 좋은 식품이다. 민간요법에서는 두부를 해열제로 쓰기도 한다. 기관지염으로 고열이 심할 때 찜질을 하면 효력을 발휘한다.

조리법
- 생두부에 간장 양념을 하여 찍어 먹는다.
- 뜨거운 두부에 파나 산파 같은 비타민 B의 흡수를 돕는 양념을 넣어서 조린다.
- 카로틴이 많은 차조기나 김, 비타민 B군, 철분이 많은 참깨 등을 듬뿍 넣어서 먹는다.

민간요법
- 습진: 생두부를 3~4회 싸매 준다.
- 화상: 두부를 으깨어 5회 이상 환부에 갈아 붙인다.

신진대사를 활발하게 하는 그레이프 프루트

그레이프 프루트는 18세기 중엽 서인도 제도의 바베이도스 섬에서 발견된 후 미국을 비롯한 세계 각지로 전파되어 재배되기 시작했다. 그레이프 프루트의 정확한 이름은 포멜로인데, 열매가 포도송이처럼 열려 이런 이름이 붙여졌다. 품종으로는 과육이 흰색, 분홍색, 짙은 다홍색이 있다.

그레이프 프루트는 귤보다 비타민 C의 함유량이 많고, 열량은 귤과 네이블 오렌지보다 낮으므로 비만이나 당뇨병, 고지혈증인 사람에게 좋은 과일이다. 더욱이 에너지 대사를 원활하게 하고, 체내의 피로 물질 대사를 촉진하는 구연산 같은 유기체가 풍부하여 피로를 풀어 주고, 몸을 상쾌하게 한다.

특유의 쓴맛은 나린긴이라는 물질 때문이다. 이 밖에 신맛도 있고 그 때문에 상쾌한 기분이 나지만, 씁쓸하고 시큼한 맛을 싫어하는 사람들은 설탕이나 꿀을 넣어서 먹기도 한다.

과일은 과당과 포도당이 많아 과식하면 혈액 속에 있는 중성 지방이 늘어난다. 그러므로 단맛을 첨가하지 않고 그대로 먹는 습관을 길러야 한다.

노폐물 배설 작용을 돕는 코코아

　카카오콩을 발효, 건조시켜 껍질을 제거한 것을 분말로 만든 것이 코코아다. 코코아 속에는 테오브로민이라는 성분이 함유되어 있다. 이 성분은 신경 계통, 신장, 심장에 영향을 주어 피로를 풀어 주며, 진정 작용도 있기 때문에 자기 전에 마시면 잠이 잘 온다.
　또한 노화나 성인병의 원인이 되는 활성 산소를 제거해 주는 폴리페놀과 혈중 콜레스테롤을 억제하고, 장 속에 있는 노폐물 배설 작용을 돕는 리그닌도 들어 있다. 특히 변비를 막는 식이 섬유가 토마토주스의 2배, 우엉의 10배나 들어 있어 다이어트에 좋다.
　이 밖에 철, 칼륨, 마그네슘, 아연, 구리 같은 미네랄과 비타민 B군이 풍부하고, 소화성이 뛰어난 단백질과 녹말도 들어 있다. 이들은 혈액 순환을 촉진시켜 피로 회복을 돕고, 피로로 인한 피부 트러블을 예방한다.
　코코아는 영양 면에서 뛰어난 건강 음료지만, 시판 중인 밀크 코코아는 고열량에 당분과 지방이 많기 때문에 지나치게 마시면 비만과 중성 지방을 늘리는 원인이 된다. 특히 혈당치가 높은 사람은 주의해야 한다. 하지만 무당 코코아에 꿀과 흑설탕을 넣어 단맛을 약간 가미한 저지방 우유로 만들면 건강 음료로 마실 수 있다.

혈관의 파열을 방지하는 오렌지

오렌지는 서구의 대표적인 감귤류로 원산지는 중국과 인도이고, 지중해 연안에서 전 세계로 전파되었다. 현재는 감귤류 가운데 생산량이 가장 많으며, 대표적인 품종은 발렌시아 오렌지와 네이블 오렌지다. 오렌지는 마음을 편안하게 하고 상쾌한 느낌을 주는 향을 가지고 있다.

오렌지의 영양적 특징은 비타민 C가 풍부하게 들어 있어 오렌지 큰 것 1개를 먹으면 하루 필요량을 모두 섭취할 수 있다. 더욱이 비타민 C의 흡수를 돕고 혈관의 저항력을 높여 주는 플라보노이드 화합물을 함유하고 있어, 혈관의 노화와 고혈압으로 인한 혈관의 파열을 방지한다.

미국에서는 특히 임산부에게 적극적으로 섭취할 것을 권장하고 있다. 이는 오렌지에 있는 엽산이라는 비타민이 빈혈을 방지하고, 젖을 잘 나오게 하기 때문이다. 엽산이 부족하면 '이분척추증' 아기가 태어나기 쉽다고 한다. 오렌지 1개와 레몬 6분의 1개를 짠 주스는 비타민 C의 보고이며, 피로 회복 음료로도 매우 좋다.

몸의 열을 없애고 청량감을 주는 오이

오이는 고대 이집트에서 이미 재배하여 대중화된 것으로 전해지며, 수분과 비타민의 공급, 씹는 감촉, 독특한 향기와 알칼리성 식품이라는 데 가치가 있다.

《동의보감》에 의하면, 이뇨 효과가 있고, 장과 위를 이롭게 하고, 부종이 있을 때 오이 덩굴을 달여 먹으면 잘 낫는다.

또한 오이는 칼륨의 함량이 높아 체내 노폐물을 밖으로 내보내는 역할을 하여 몸을 개운하고 맑게 한다. 그러므로 기초 체온이 높은 사람과 혈압이 높은 사람에게 좋은 야채다. 반면 냉증이 있는 사람은 지나친 섭취를 피해야 한다. 하지만 비타민과 미네랄이 적게 들어 있어 오이만으로는 비타민을 충분하게 섭취할 수 없다. 더욱이 오이에는 비타민 C를 파괴하는 아스코르비나제라는 효소가 들어 있으므로 식초나 식염으로 조리해야 한다.

오이는 생것으로 씹어 먹을 때 다른 채소가 섞이면 비타민 C의 분해를 촉진하게 되므로 피해야 하며, 오이의 과즙이나 잎, 덩굴, 종자 등은 이뇨, 소염, 숙취 제거 등에 쓰인다. 오이장아찌는 생오이에 비해 비타민 B_1이 5배, 니아신이 4.5배나 많다. 오이장아찌를 얇게 썰어 양하와 생강 채친 것, 가다랑어포를 넣고 무치면 비타민 B_1과 칼슘이 듬뿍 들어간 건강 음식이 된다.

정력과 활력을 되찾아 주는 무화과

　무화과는 꽃이 피지 않는데도 열매를 맺기 때문에 '무화과(無花果)'라고 하지만, 실제로는 과실 속에 꽃이 들어 있다. 유럽에서는 옛부터 민간약으로 중시하여 변비, 부종, 정력과 활력 증진에 효과적이라고 알려졌다.
　주성분은 포도당과 과당이며, 둘 다 흡수가 잘되는 성분이다. 비타민과 미네랄은 미량이고, 칼륨과 칼슘이 약간 많이 들어 있다.
　무화과의 뛰어난 점은 단백질 분해 효소인 피신, 전분 분해 효소인 아밀라아제, 지방 분해 효소인 리파제 등 3대 영양소의 분해 효소를 함유하고 있다는 것이다. 그러므로 식사 뒤에 무화과를 디저트로 먹으면 소화가 잘된다. 하지만 공복에 먹으면 위가 상하므로 주의해야 한다.
　이 밖에 혈압을 내리며, 심한 변비에도 효과적이다. 유럽에서는 무화과주스가 변비의 특효약으로 이용되고 있다.

소화와 배변을 도와주는 키위

중국 다래(키위 프루트)는 중국 양장강 연안과 대만에서 자생하는 것을 개량한 것으로, 영어로는 'chinese gooseberry'라고 한다. 20세기 초에 뉴질랜드로 전해졌는데, 이 나라에 사는 희귀새인 키위와 모양이 비슷하다고 하여 이러한 이름이 붙여졌다.

비타민 C의 함유량이 딸기와 마찬가지로 매우 높아 키위 큰 것 하나만 먹어도 비타민 C 하루 필요량을 섭취할 수 있다. 비타민 C는 저항력과 면역력을 높여 스트레스를 이겨 낼 수 있는 건강한 몸을 만들어 준다. 몸과 마음의 건강을 유지하기 위해서는 필요량의 2~3배를 섭취하는 것이 바람직하다. 특히 땀이 날 때는 땀과 함께 배설되므로 많이 섭취해 주어야 한다.

이 밖에 불용성 식물 섬유가 풍부하게 함유되어 있고, 단백질 분해 효소인 액티니진도 들어 있다. 고기나 생선 같은 단백질 식품을 많이 섭취했을 때는 식후에 키위를 먹으면 소화가 잘되고, 장 속에서 이상 발효를 방지하여 배변을 원활하게 한다.

질긴 고기를 조리할 때 키위즙을 뿌려 두면 고기가 연해지고, 맛도 좋으며, 소화도 잘된다. 특히 키위는 돼지고기와 궁합이 좋다.

빈혈과 냉증을 개선하는 차조기

옛날 사람들은 차조기를 뇌빈혈, 식중독, 감기, 기침, 식욕 부진, 베인 상처, 출혈, 냉, 무좀 등의 민간약으로 식용하는 것 외에, 생잎을 여러 장 문질러 그 즙을 마른 버짐에 바르는 등 다양하게 활용했다.

푸른 차조기는 채소 가운데 카로틴 함유량이 가장 많고, 붉은 차조기는 당근과 거의 비슷하다. 그러나 차조기는 한 번에 먹는 양이 적으므로 당근이 더 우수하다. 비타민 B군인 B_1, B_2, B_6, 니아신, C, K도 풍부하고, 비타민 E의 함유량은 채소 가운데 가장 많다. 또한 칼슘도 풍부하게 들어 있다.

철분 함유량은 많지 않지만, 차조기 잎을 소주에 절인 '차조기주'를 담그면 흡수율이 높아진다. 철분이 알코올에 녹아 체내 흡수율이 좋아져 빈혈과 냉증을 개선하는 약주가 된다. 심장 기능을 건강하게 유지시키는 칼륨과 마그네슘도 들어 있고, 피부와 골격 발육에 필요한 아연도 풍부하다.

차조기의 향 성분에는 살균과 방부 작용이 있으며, 소화 효소의 분비도 촉진한다.

자궁 출혈을 멈추게 하는 쑥

 쑥은 단군신화에 등장할 만큼 우리 민족이 오랫동안 애용해 온 약재다. 《동의보감》에 따르면, 쑥은 그 맛이 쓰면서 매워 신장, 간장 등에서 기혈을 순환시키며, 하복부가 차고 습한 것을 몰아내는 효능을 지니고 있다. 또한 자궁을 따뜻하게 하면서 출혈을 멈추게 하여 월경을 바르게 하고, 유산을 방지한다.
 생쑥은 카로틴과 철분 함유량이 유채보다 많고, 특히 철분은 채소 가운데 높은 편이다. 비타민 B_1과 B_2, 칼슘, 아연, 구리도 매우 풍부하며 칼슘은 우유보다 많이 들어 있다. 비타민 C는 가열하면 거의 파괴되지만 카로틴, B_2, 칼슘의 작용으로 피부의 저항력을 높이고, 여드름, 부스럼, 습진 등을 방지한다. 향 성분은 식욕과 소화를 증진시키고, 식물 섬유는 배변을 원활하게 한다.
 쑥을 그늘에 말려 건조시킨 것을 달인 물은 변비, 건위(健胃), 자궁 출혈, 치질 출혈, 감기, 기침, 가래 해소에 좋다. 또한 각종 세균 번식을 억제하는 효과도 있어 세균성 이질과 습진, 피부 가려움증 등에도 효과를 볼 수 있다.

위와 장을 튼튼하게 하는 쑥갓

쑥갓의 원산지는 유럽 남부의 지중해 연안이다. 그러나 유럽에서는 모두 관상용이고, 식용하는 나라는 동양뿐이다.

우리나라는 옛부터 위를 따뜻하게 하고, 장을 튼튼하게 하는 채소로 이용해 왔으며, 소화가 잘되는 알칼리성 식품이다. 한방에서는 소화기, 신경 계통의 병에 이용하며, 심장병이 있는 사람은 많이 먹지 않는 것이 좋다.

쑥갓에 들어 있는 카로틴 함유량은 유채와 거의 맞먹는다. 보통 채소에 함유되어 있는 카로틴은 대부분 베타카로틴으로, 최근 들어 항암 작용이 높은 성분으로 주목 받고 있다. 카로틴은 열에 강한 지용성이므로, 데친 야채를 깨소금과 호두 같은 종실류를 넣고 무치는 방법이 흡수를 높이는 이상적인 조리법이다.

녹색 채소에는 혈중 콜레스테롤을 감소시키는 작용을 하는 엽록소가 풍부하다. 쑥갓의 경우 가열 후에도 70% 이상 남아 있어 잔존률은 시금치보다 우수하다. 인에 비해 칼슘이 많고, 비타민 A, B, C가 풍부하게 들어 있다. 다만 수산이 조금 들어 있어 칼슘의 흡수율이 약간 떨어진다.

쑥갓은 전골 요리에 빠질 수 없는 야채로, 너무 가열하지 않도록 불을 끄기 바로 직전에 넣어야 한다. 향이 독특하고 맛이 산뜻하여 날로 먹어도 좋고, 끓는 물에 소금을 약간 넣고 살짝 데쳐 먹어도 좋다. 상추쌈을 싸 먹을 때 곁들이면 그 풍미가 한층 살아난다.

악취와 숙취 제거에 좋은 감

감의 주성분은 당질로, 포도당, 과당, 자당, 마니톨 등이다. 과일 가운데 당분이 많고, 열량은 100g당 60kcal로 사과보다 20% 정도가 높다. 감의 떫은맛 성분은 탄닌 때문이다. 탄닌을 지나치게 섭취하면 철분 흡수가 떨어지지만, 적당히 섭취하면 해독 효과가 있고 위에도 자극을 준다.

비타민 C의 함유량은 귤의 2배나 되고, 카로틴도 과일치고는 많은 편이다. 비타민 C와 카로틴의 상승 작용으로 감기를 예방하고, 고혈압과 동맥 경화를 방지한다. 또한 악취와 숙취 방지에도 좋다. 하지만 몸을 차게 하는 성질이 있기 때문에 하루 1개 정도만 주로 낮에 먹는 것이 좋다.

감장아찌 조리법
① 가을에 과숙되지 않은 떫은 감을 준비하여 꼭지를 따고 깨끗이 씻은 다음 물기를 닦는다.
② 장독에 있는 된장을 한쪽으로 제치고 감을 넣고 다시 덮어 둔다. 20일이 지나면 감의 떫은맛이 없어지고 독특한 맛이 난다.
③ 먹기 좋은 크기로 썰어 마늘, 깨소금, 참기름으로 양념하여 무쳐 먹으면 맛있는 별미 반찬이 된다. 술안주로도 손색이 없다.

소화를 촉진하는 산초 열매

　산초나무는 잎과 과실에 향과 매운맛이 있어서 향신료로 널리 쓰이고 있다. 국이나 된장 양념장에 넣거나 무침 등 봄의 미각에 빼놓을 수 없는 식품이다. 덜 익은 과실을 푸른 산초 열매라고 하며 어패류와 해초류의 조림이나 소금절이에 이용한다.

　산초가루는 다 익은 열매를 건조시켜 분말로 만든 것으로, 장어구이나 닭꼬치에 빼놓을 수 없는 향신료다. 또한 7가지 양념(고추, 깨, 진피, 앵속, 평지, 삼씨, 산초를 빻아서 섞은 향신료)에도 들어간다. 향신료이므로 한 번에 먹을 수 있는 양은 극히 적지만, 영양 면에서 우수하여 칼슘, 철, 칼륨, 마그네슘, 아연 같은 미네랄과 비타민 B_1, B_2, 니아신 같은 비타민 B군이 풍부하게 들어 있다.

　산초가루는 소화를 촉진하고, 배변을 원활하게 하며, 또한 기생충 구제와 해독 같은 약효도 있다. 산초나무의 어린잎은 손바닥으로 탁탁 두드리면 향이 한층 더 강해지는데, 잎의 향과 색을 첨가하면 영양가도 높아진다.

잃어버린 입맛을 찾아 주는 양하

양하는 일본이 원산지인 채소로 생강과에 속하고, 홋카이도에서 오키나와에 이르기까지 일본 전역에서 자생한다. 장마부터 여름 동안 출하되는 어린 새순과, 여름이 끝날 무렵부터 가을까지는 땅 속 줄기에서 나오는 꽃이삭을 식용한다.

영양 면에서는 칼슘과 칼륨이 약간 많으며, 카로틴과 비타민 B_1, B_2, C가 미량으로 들어 있다. 비타민과 미네랄을 보충할 수 있는 채소는 아니지만, 독특한 향과 약간 맵고 쌉쓰름한 맛, 그리고 씹는 맛이 좋아 위액의 분비를 높여 식욕을 돋운다.

식욕이 나지 않는 고온 다습한 장마철에는 양하의 향과 씹는 맛을 살린 요리를 먹으면 입맛을 되찾을 수 있다.

조리법
- 낫또에 잘게 썬 양하, 볶은 참깨, 잔생선을 넣으면 체력을 강화하는 음식이 된다.
- 잘게 썬 미역, 양배추, 당근, 채친 양하를 소금에 주물러 샐러드식으로 먹으면, 식물 섬유를 많이 섭취할 수 있어 혈관의 노화를 방지할 수 있다.

부종을 없애 주는 멜론

멜론의 원산지는 동아프리카로, 아프리카 북부와 중동 지방에서 재배되던 야생종이 동서로 전파되었다. 모양과 색, 크기가 다양하고, 껍질에 그물이 있는 것과 없는 것이 있다.

최고급품은 '멜론의 왕'으로 불리는 영국계 온실 멜론(머스크멜론)으로, 한 그루에 과실 하나만을 수확하기 때문에 값이 비싸다. 네트형으로 과육이 붉은 유바리 멜론은 일본 홋카이도의 특산품으로 인기가 있다. 붉은색은 카로틴이므로 푸른색 멜론보다 카로틴이 10배나 많아 영양 면에서도 뛰어나다.

멜론은 고급스런 단맛과 향기가 특징으로, 입에 살살 녹을 만큼 부드럽다. 눈에 띄는 성분은 없지만, 칼륨이 풍부하고 이뇨 작용이 있어서 부종을 없애 준다. 이 밖에 배변을 원활하게 해주는 펙틴도 풍부하게 들어 있다.

제철에는 값이 싸기 때문에 신선한 주스로 만들어 마시면 더위를 가시는 데 도움이 된다. 멜론주스는 상큼한 그린색과 시원한 향기가 보기만 해도 기분을 상쾌하게 만들어 준다.

멜론주스 만드는 법
① 멜론 껍질과 씨를 제거하고, 큼직하게 썰어 놓는다.
② ①에 얼음과 세리주, 또는 백포도주를 조금 넣고 주서기에 간다.

고혈압을 예방해 주는 파드득나물

미나리과인 파드득나물은 맛과 향이 뛰어난 채소로 아시아 동부에서 자생하고 있고, 삼엽채로도 불린다. 파드득나물의 향에는 식욕을 돋우고, 위를 튼튼하게 해주는 작용이 있다.

시중에서 현재 시판되고 있는 파드득나물은 절단 파드득나물, 뿌리 파드득나물, 실 파드득나물 등 3종류가 있다. 실 파드득나물은 푸른 파드득나물이라고도 하며, 주로 수경 재배를 한다.

실 파드득나물과 절단 파드득나물은 요리의 곁들임 야채로 약간만 쓰이지만, 뿌리 파드득나물은 무침 요리로 적당하고 카로틴과 비타민 C의 공급원으로도 좋은 식품이다. 또한 칼슘과 칼륨도 풍부하다. 칼륨은 체내에 남아 있는 수분과 나트륨의 배설 작용을 돕기 때문에 고혈압을 예방하고 부종을 방지해 준다.

파드득나물의 향을 이용하면 염분을 줄여도 맛있게 먹을 수 있어 고혈압인 사람에게 좋은 식품이다. 감기로 식욕이 없을 때나 숙취에도 좋다. 다만 향기는 선도가 생명이므로 신선할 때 빨리 먹어야 한다.

숙면과 피로 회복에 좋은 귤의 진피

귤껍질을 바싹 말린 것을 '진피(陳皮)' 또는 '귤피(橘皮)'라고 하는데, 옛부터 한방과 민간약으로 널리 쓰여 왔다.

기침을 멈추게 하고 가래를 없애 주며, 혈액 순환, 숙취 제거, 감기와 변비를 예방하는 효과가 뛰어나다. 주머니에 넣고 다니면 몸이 따뜻해지고, 목욕 후 한기를 가시게 한다. 또한 피부를 매끄럽게 하고, 숙면 효과도 있어 피로 회복에도 도움이 된다.

기침을 하거나 목이 아플 때는 진피를 우려낸 물에 꿀을 약간 넣어 마시면 좋다. 변비에는 진피를 갈아 분말로 만들어 3분의 1작은 술을 복용한다.

진피를 만드는 법
① 귤껍질의 안쪽에 있는 하얀 내과피를 손으로 대충 긁어 내고, 흐르는 물로 깨끗이 씻어 물기를 없앤 뒤 납작한 소쿠리에 펴서 그늘에 말린다.
② 5~6일 말려 바싹해지면 건조제를 넣어 병에 보관한다. 목욕용은 깡통에 넣어도 되지만, 식용은 밀봉병에 넣어 냉장고에 보관하는 것이 좋다.
③ 주전자에 한 줌 넣고 뜨거운 물을 부어 2~3분 동안 우려낸 뒤 마시면 된다.

현기증을 없애 주는 국화

 식용 국화는 쓴맛이 덜한 품종으로, 노란색, 분홍색, 보라색, 흰색 등이 있다. 영양 면에서는 비타민 B_1, B_2가 풍부하고, 카로틴도 약간 들어 있으며, 비타민 C의 함유량은 토마토와 거의 비슷하다. 칼륨, 마그네슘, 아연, 구리 같이 몸의 기능을 바르게 조절해 주는 영양소도 풍부하다. 국화의 향기는 마음을 편안하게 해준다.
 옛날 중국에서는 국화꽃이 '혈액 순환을 원활하게 하고, 현기증을 없애고, 눈의 건강 상태를 개선하며, 세균과 바이러스로 인한 눈의 염증을 막고, 간 질환으로 생긴 시력 약화에 효과적'이라고 알려졌다. 이 밖에 콜레스테롤을 방지하고, 혈압을 내리는 작용도 한다.

조리법
① 국화꽃의 중심 부분은 쓴맛이 강하므로 제거하고, 꽃잎만 뜯는다.
② 끓는 물에 소금 약간을 넣고 살짝 데쳐서 찬물에 헹군다. 데친 국화를 꼭 짜서 초간장에 찍어 먹는다.
③ 국이나 샐러드에 뿌려 먹으면 색다른 맛을 느낄 수 있다.

해독 작용이 탁월한 미나리

미나리는 습지에서 빼곡하게 무리 지어 자라며, 야생 미나리와 재배 미나리가 있다.

자연산인 돌미나리는 향이 강하고 칼슘과 비타민 C가 풍부하지만, 떫은맛이 강하고 섬유질이 질긴 것이 특징이다. 혈압 강화 작용이 뛰어나 고혈압 환자에게 좋다. 재배종인 물미나리는 돌미나리보다 향은 약하지만, 씹히는 맛이 부드러우며, 열을 내리게 하고, 황달이나 소변을 잘 보게 해준다.

영양 면에서 카로틴 함유량은 호박의 2배가 넘고, 비타민 C는 토마토와 비슷하다. 비타민 B_2와 칼륨이 풍부하고, 철과 구리는 시금치의 2분 1 가량 함유되어 있다.

미나리의 독특한 향 성분에는 식욕 증진과 건위 작용이 있고, 풍부하게 함유된 섬유질은 배변을 원활하게 한다. 또한 혈압 강하 작용과 주독을 풀어 주는 해독 작용이 탁월하다. 특히 복어의 독을 중화시켜 복지리를 끓일 때 빠지지 않고 들어간다. 이 밖에 기관지와 폐를 보호하고, 가래를 삭히는 효능도 있어 매연과 먼지가 많은 곳에서 일하는 사람에게 매우 유용한 식품이다.

미나리는 숙취 다음날 아침에 미나리와 우메보시를 넣은 죽을 먹으면 숙취 해소 효과를 볼 수 있다. 깨소금을 넣고 무치거나 볶아도 맛있으며, 기름으로 볶으면 카로틴의 흡수가 좋아진다.

원기를 길러 주는 땅두릅

땅두릅은 산나물의 일종으로, 겨울에 나오는 것과 봄에 나오는 것이 있다. 주류는 봄에 나는 땅두릅으로 겨울 것보다 훨씬 맛있다. 산에서 나는 땅두릅은 뿌리를 흙으로 덮어 기른 것으로 야생종은 아니지만, 약간 질기고 떫은맛이 강하다.

땅두릅은 어린순을 나물로 이용하는데, 데쳐서 고추장에 찍어 먹거나 튀김, 국거리, 샐러드, 볶음, 초무침, 국, 된장절임 등으로 이용한다. 맛은 쌉쌀하고 산뜻하며, 씹히는 느낌이 심신을 상쾌하게 한다. 땅두릅의 떫은맛은 수지 물질(樹脂物質)과 탄닌 때문이며, 조리를 할 때는 자른 부분부터 물에 넣어야 한다.

특히 뿌리에는 다량의 아스파라긴산, 펜토산, 구아닌 등이 들어 있으며, 옛부터 풍으로 인한 마비와 통증, 반신불수, 두통, 현기증, 관절염, 치통, 부종, 혈압 강하 등의 치료제로 널리 사용된 약제다. 약제로 이용할 경우 늦가을이나 이른 봄에 뿌리를 캐어 햇볕에 말린 후 잘게 썰어 사용하며, 1회에 3~4g씩 2,000cc의 물에 타서 서서히 달이거나 가루로 빻아서 쓴다.

땅두릅은 열량이 낮으므로 고지혈증, 심장병, 당뇨병, 고혈압 같은 성인병 예방에 도움이 된다. 식물 섬유도 알맞게 들어 있어 변비를 예방하고, 장을 튼튼하게 하여 원기를 길러 준다.

고영양 녹황색 채소, 미즈나

일본의 교토에는 독특한 식문화가 있다. 특히 교토에서만 기르는 독특한 채소가 많은데, 교토부는 1987년에 '교토 전통 채소'라고 하여 34가지 채소를 선정했다.

그 가운데 잎 가장자리가 들쑥날쑥하게 절개된 모양을 하고 있는 '미즈나(水菜)'가 있다. 미즈나는 추위에 강하며, 독특한 풍미와 향을 가지고 있어 절임, 나물이나 조림, 전골 등에 널리 쓰인다.

출하 시기는 11월에서 이듬해 3월쯤으로, 서리가 내릴 때 가장 연하고 맛있다. 날씨가 따뜻해지면 미즈나가 너무 자라서 섬유질이 질겨지고, 맛도 떨어진다. 미즈나는 영양이 뛰어난 녹황색 채소로 칼슘, 카로틴, 비타민 B_2, B_6, K가 풍부하고, 비타민 C의 함유량도 무의 3배나 된다.

미즈나를 다시마와 함께 절여서 먹으면 싱싱한 맛과 저염 효과를 볼 수 있다.

미즈나 다시마절임 조리법
① 미즈나에 소금을 뿌리고 가볍게 주물러 끓는 물에 살짝 데친 다음, 찬물에 헹궈 물기를 꼭 짠다.
② 다시마 2장 사이에 데친 미즈나를 끼워 돌을 살짝 올려 놓는다. 하룻밤 재운 뒤 3cm씩 잘라서 먹는다.

초기 감기와 어깨 결림에 좋은 갈근탕

칡 뿌리를 한자로 갈근(葛根)이라 한다. 옛날에는 주로 상류층에서 자양 강장제로 사용했으며, 요즈음에는 약용으로 이용하고 있다.

칡에서 뽑아 낸 전분을 갈분(葛紛)이라 하며, 떡과 과자를 만들어 먹기도 한다. 갈분은 숙취를 해소하고, 지혈제 대용으로도 쓴다. 뜨거운 물에 타서 마시면 강장제로서의 효능이 있고, 초기 감기에도 잘 듣는다. 또한 갈분을 먹으면 몸이 더워지며, 설사가 멈추고, 갈증을 멎게 하여 입이 마르지 않으며, 환자나 회복기 음식으로도 매우 좋다.

특히 갈근탕은 체내에 빨리 흡수되어 에너지를 내기 때문에 몸을 따뜻하게 해주고, 혈액 순환을 원활하게 한다. 코막힘, 냉증, 어깨 결림, 오한이 나는 감기 등에 효과적이다. 갈근탕은 갈근 8g, 마황 4g, 생강 4g, 대추 4g, 겨자 3g, 작약 3g, 감초 2g을 넣어 달여 마시면 된다. 몸의 나른함을 없애려면 생강을 넣은 참깨 칡탕이 좋다.

참깨 칡탕 조리법 (1인분)
① 냄비에 참깨를 뭉갠 것과 꿀 각각 3분의 2큰술, 생강즙 1작은술, 물 4분의 3컵을 넣고 약한 불에서 끓인다.
② 끓어오르면 갈분 1큰술을 물에 풀어 젓가락으로 저으면서 투명하게 될 때까지 조린다.

변비와 피로 회복에 좋은 배

배는 과당과 포도당, 자당 같은 단맛 성분을 많이 함유하고 있다. 비타민과 미네랄은 미량이지만, 칼륨이 많이 들어 있어 이뇨 작용을 한다. 비타민 C의 함유량은 사과와 비슷하다.

배의 사각거리는 맛은 석세포 때문이며, 이는 탄수화물인 리그닌과 펜토산으로 불소화성 물질이다. 그러므로 변비에는 좋지만, 위장이 약한 사람은 과식하면 좋지 않다.

배의 종류는 20여 가지나 되며, 크게 동양배와 서양배로 나눌 수 있다. 최근 들어 향이 많이 나는 서양배 '라 프랑스'가 주목받고 있다. 원산지는 이름 그대로 프랑스이다.

라 프랑스는 향이 강하고 과육이 매끄러워 입에서 사르르 녹는다. 적당히 차게 해서 먹으면 향 때문에 기분이 상쾌해지고, 과당과 포도당이 빨리 흡수되어 피로를 풀어 준다. 와인을 넣고 조려도 맛있다.

봄철 식욕을 돋우는 머위

　머위는 우리나라가 원산지로, 옛부터 봄과 초여름에 먹는 계절 채소다. 잔설 속에서 고개를 삐죽 내민 머위의 새순은 머위의 꽃이삭이다. 잎자루와 잎은 늦봄에서 초여름까지 먹을 수 있지만, 머위의 새순은 이른 봄에 아주 잠시 맛볼 수 있다.

　갓 나온 새순은 연하여 떫은맛도 없고, 쌉쌀한 맛과 단맛이 약간 있다. 또한 향 성분이 골고루 들어 있어 독특한 맛이 난다. 머위에는 갈변 물질인 폴리페놀 화합물이 들어 있어 쓴맛이 강하므로, 물에 먼저 담갔다가 이용하면 쓴맛을 줄일 수 있다.

　머위는 어린잎과 줄기를 이용하는데, 특히 잎에는 비타민 A를 비롯한 비타민 B_1, B_2와 칼슘 성분이 풍부하여 식욕을 돋우는 봄 나물이다. 초봄에는 쓴맛 나는 산나물과 야채를 적절하게 섭취해 주는 것이 자연 법칙을 따르는 건강법이라고 할 수 있다.

　머위의 꽃봉오리는 건위, 해열, 고혈압에 효과가 있으며, 잎은 타박상에 찧어 붙이거나 뱀에 물렸을 때도 쓴다. 특히 꽃봉오리는 튀김으로 만들어 아이들 간식 대용으로 이용해도 좋다.

암세포를 죽이는 송이버섯

송이버섯은 향과 맛을 내는 성분, 쫄깃거리는 맛의 3박자를 고루 갖춘 식품으로, 우리나라에서 나는 버섯 가운데 으뜸이다.

《동의보감》에 의하면, 성분이 고르고, 맛이 달며, 독이 없고, 맛은 소나무 냄새를 포함하고 있어서 향기로우며, 산중에 오래된 소나무 밑에서 소나무의 기운에 의탁해서 생기는 것으로 버섯 가운데 으뜸이다.

송이버섯은 성질이 서늘하고 열량이 적으면서 맛이 좋아, 몸에 열이 많거나 비만인 사람에게 매우 좋다. 피 속의 콜레스테롤 수치를 떨어뜨리며 혈액 순환을 좋게 하므로, 동맥 경화, 심장병, 당뇨병, 고지혈증 등 성인병에 좋다. 단백질과 비타민이 풍부하여 편도선, 유선염, 탈하증 등에 약효가 있으며, 위와 장의 기능을 돕고 ,식욕을 증진시키고, 설사를 멎게 한다. 또한 혈액의 순환을 촉진하여 손발이 저리고 힘이 없거나, 무릎이 시릴 때 좋다.

최근 연구에 의하면, 송이버섯에서 암세포를 죽이는 단독 단백질이 발견되었다. 식품에 들어 있는 다당류에 몇 가지 항암 성분이 있다는 사실은 이미 알려졌지만, 단독 단백질이 발견된 것은 송이버섯이 처음이다. 이 밖에 송이버섯에는 여러 가지 비타민과 칼슘의 흡수를 돕는 비타민 D도 많이 들어 있다.

먹어서 약이 되는 음식

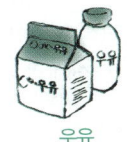
우유
이완성 변비에 효과가 크며, 비타민 B_2와 칼슘의 좋은 공급원 역할을 한다. 초조감을 가라앉히고, 스트레스 해소를 도와준다. 골다공증을 예방하려면 하루에 최소한 2컵 정도는 마셔야 한다.

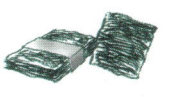
김
칼슘, 칼륨, 철, 인 등 무기질이 풍부한 알칼리성 식품. 악성 빈혈을 치료하는 성분이 들어 있다. 구운 김 1장의 열량은 5kcal에 불과하지만, 함유된 비타민 A는 작은 토마토 2개분에 해당하고, 비타민 B_{12}는 거의 하루 필요량이다.

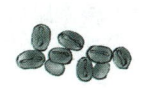
커피
커피에 들어 있는 카페인은 뇌의 중추 신경을 자극하고, 흥분시킨다. 카페인과 향 성분의 자극 작용으로 정신을 고양시키고 머리를 맑아지게 하지만, 너무 많이 마시면 소화기의 점막을 강하게 자극하여 위장 장애를 불러일으킨다.

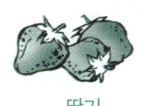
딸기
딸기 10개를 먹으면 성인의 비타민 C 하루 필요량을 모두 섭취할 수 있다. 딸기의 단맛은 비타민 C와의 상승 작용으로 피로 회복을 도와주며, 류머티즘에도 효과가 있다. 요구르트와 같이 먹으면 변비에 좋다.

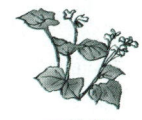
고추냉이
당질, 단백질, 칼슘, 비타민 B_2, C가 풍부하게 들어 있다. 고추냉이의 매운맛 성분은 위를 자극하여 식욕을 돋우고, 소화를 도우며, 혈액 순환을 원활하게 하여 활력을 높인다. 생선 독을 없애는 강한 살균 작용과 비린내를 가시게 한다.

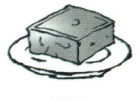
두부
위장에서 머무는 시간이 짧고, 소화 흡수가 잘되는 건강식품. 두부 100g에 칼슘이 우유의 1.2배, 단백질이 2.3배나 들어 있다. 갱년기 장애를 개선하고, 골다공증을 예방하는 데 도움이 된다.

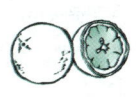
그레이프 프루트
귤보다 비타민 C의 함유량이 많고, 비만이나 당뇨병, 고지혈증인 사람에게 좋다. 에너지 대사를 원활하게 하고, 피로를 풀어 주고, 몸을 상쾌하게 한다.

먹어서 약이 되는 음식

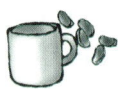
코코아

노화나 성인병의 원인이 되는 활성 산소를 제거해 주며, 혈중 콜레스테롤을 억제하고, 장 속의 노폐물 배설을 돕는다. 진정 작용이 있어 자기 전에 마시면 잠이 잘 온다.

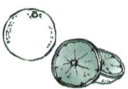
오렌지

마음이 편안해지고 상쾌한 느낌을 주는 향 성분이 들어 있다. 비타민 C가 풍부하여 오렌지 큰 것 1개를 먹으면 하루 필요량을 모두 섭취할 수 있다. 엽산이 풍부하여 빈혈을 방지하고, 젖을 잘 나오게 한다.

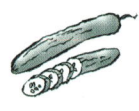
오이

수분과 비타민 공급, 씹는 감촉, 독특한 향기가 있는 알칼리성 식품. 이뇨 작용을 하고, 몸을 개운하게 한다. 기초 체온이 높은 사람과 혈압이 높은 사람에게 좋다.

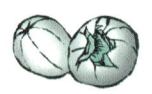
무화과

심한 변비, 부종, 정력과 활력 증진에 매우 효과적이며, 혈압을 내린다. 식사 뒤에 디저트로 먹으면 소화가 잘되지만, 공복에 먹으면 위가 상하므로 주의해야 한다. 유럽에서는 무화과주스를 변비약으로 마신다.

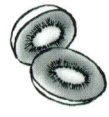
키위

비타민 C의 함유량이 매우 높아 키위 큰 것 1개만 먹어도 하루 필요량을 섭취할 수 있다. 고기나 생선 같은 고단백질 음식을 먹은 뒤에 먹으면 소화가 잘되고 배변을 원활하게 해준다.

차조기

뇌빈혈, 식중독, 감기, 기침, 식욕 부진, 베인 상처, 출혈, 냉, 무좀 등의 민간약으로 쓰인다. 비타민 B군, 니아신, C, K가 풍부하고, 비타민 E의 함유량은 채소 가운데 가장 많이 들어 있다. 차조기의 향 성분은 살균과 방부 작용을 하며, 소화 효소의 분비도 촉진한다.

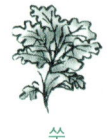
쑥

식욕과 소화를 증진시키고, 배변을 원활하게 하며, 피부의 저항력을 높이고, 여드름, 부스럼, 습진 등을 방지한다. 그늘에 말려 건조시킨 쑥을 달인 물은 변비, 건위, 자궁과 치질 출혈, 감기, 기침, 가래 해소에 효과적이다.

먹어서 약이 되는 음식

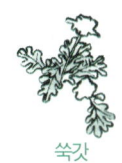
쑥갓

위를 따뜻하게 하고, 장을 튼튼하게 하며, 소화가 잘되는 알칼리성 식품이다. 한방에서는 소화기나 신경 계통의 병에 이용하며, 심장병이 있는 사람은 과다 섭취를 피하는 것이 좋다. 쑥갓에 들어 있는 베타카로틴 성분은 항암 작용이 높은 성분으로 알려져 있다.

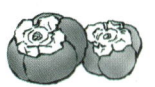
감

감의 떫은맛 성분인 탄닌은 지나치게 섭취하면 철분 흡수가 떨어지지만, 적당히 섭취하면 해독 효과가 있고 위에도 자극을 준다. 비타민 C의 함유량은 귤의 2배나 되고, 감기, 고혈압, 동맥 경화 예방에 도움이 된다. 악취와 숙취 방지에도 효과적이다.

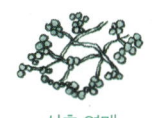
산초 열매

잎과 과실에 향과 매운맛이 있어서 향신료로 쓰인다. 칼슘, 철, 칼륨, 마그네슘, 아연 같은 미네랄과 비타민 B_1, B_2, 니아신 같은 비타민 B군이 풍부하게 들어 있어, 소화를 촉진하고 배변을 원활하게 해준다. 기생충 구제와 해독 작용도 한다.

양하

칼슘과 칼륨, 카로틴, 비타민 B_1, B_2, C가 들어 있다. 독특한 향과 약간 맵고 씁쓰름한 맛이 위액의 분비를 높여 식욕을 돋운다. 고온 다습한 장마로 식욕이 나지 않을 때, 양하의 향과 씹는 맛을 살린 요리를 먹으면 입맛을 되찾을 수 있다.

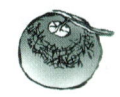
멜론

고급스런 단맛과 향기가 특징이다. 입에 살살 녹을 만큼 부드러운 맛을 지니고 있다. 칼륨이 풍부하고, 이뇨 작용이 있어서 부종을 없애 주며, 배변을 원활하게 해주는 펙틴도 많이 들어 있다.

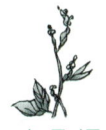
파드득나물

향과 맛이 뛰어난 채소. 식욕을 돋우고 위를 튼튼하게 해준다. 고혈압과 부종을 방지하며, 감기로 식욕이 없을 때나 숙취에 좋다. 파드득나물의 향을 이용하면 염분을 줄여도 맛있게 먹을 수 있어 고혈압 환자에게 좋다.

국화

식용 국화에는 비타민 B_1, B_2가 풍부하고, 비타민 C의 함유량은 토마토와 거의 비슷하다. 콜레스테롤을 방지하고, 혈압을 내리며, 혈액 순환을 원활하게 한다. 현기증을 없애고, 간 질환으로 생긴 시력 약화에도 효과적이다.

먹어서 약이 되는 음식

미나리

미나리의 독특한 향 성분에는 식욕 증진과 건위 작용이 있고, 풍부하게 함유된 섬유질은 배변을 원활하게 해준다. 혈압 강하 작용과 주독을 풀어 주는 해독 작용도 있다. 카로틴 함유량은 호박의 2배가 넘고, 비타민 C의 함유량은 토마토와 비슷하다.

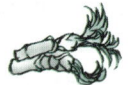
땅두릅

고지혈증, 심장병, 당뇨병, 고혈압 같은 성인병 예방에 도움이 된다. 변비를 예방하고, 장을 튼튼하게 하여 원기를 길러 준다. 땅두릅의 향과 맛은 심신을 상쾌하게 만들어 준다.

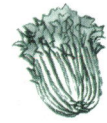
미즈나

잎 가장자리가 들쑥날쑥하게 절개된 모양을 하고 있으며, 절임, 나물, 조림, 전골 등에 널리 쓰인다. 영양이 뛰어난 녹황색 채소로, 칼슘, 카로틴, 비타민 B_2, B_6, K가 풍부하고, 비타민 C의 함유량도 무의 3배나 된다.

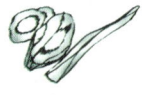
갈분

숙취를 해소하고, 강장제로서의 효능이 있다. 갈분을 먹으면 몸이 더워지며, 설사가 멈추고, 갈증을 멎게 하여 입이 마르는 것을 방지한다. 초기 감기나 회복기 음식으로 매우 좋다.

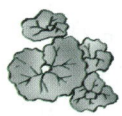
머위

갓 나온 새순은 연하여 떫은맛도 없고, 쌉쌀한 맛과 단맛이 약간 있다. 잎에는 비타민 A를 비롯한 B_1, B_2와 칼슘 성분이 많이 함유되어 있다. 꽃봉오리는 건위, 해열, 고혈압에 효과가 있다.

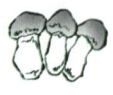
송이버섯

향과 맛을 내는 성분, 쫄깃거리는 맛의 3박자를 고루 갖춘 식품이다. 암세포를 죽이는 단독 단백질이 들어 있으며, 비타민 B군이 많이 들어 있다. 동맥경화, 심장병, 당뇨병, 고지혈증 등 성인병에 좋다.

제6장
스태미나를 보강하는 음식

식후에 사과를 먹으면 의사가 필요 없다

사과의 기원은 아주 오래되어 유럽에서는 4,000년 전부터 먹어 왔고, 신화나 성서에도 등장하고 있다.

'사과가 의사' 라는 말이 있을 정도로 사과의 섬유질은 부드러워 영유아들과 노인에게 적당하고, 장 기능을 원활하게 하여 급성 장염과 변비를 방지해 준다.

사과의 식물 섬유는 동맥 경화를 예방하고, 고혈압을 방지한다. 또한 사과에 함유되어 있는 다양한 향 성분이 소화 효소의 분비를 촉진하여 장 기능을 도와준다. 특히 주성분인 과당과 포도당, 신맛 성분인 사과산과 구연산, 주석산의 작용으로 두뇌와 전신의 피로를 빠르게 풀어 준다.

미국 코넬 대학 식품 과학부 연구진에 의하면, 껍질을 벗기지 않은 사과 1개를 매일 먹으면 항암력이 커져서 세포 파괴를 막는 데 매우 효과적이다. 또한 사과 추출물을 결장암과 간암 세포에 96시간 동안 노출시킨 결과, 사과 껍질이 악성 세포의 성장을 억제하는 것으로 나타났다.

이 밖에 저녁 식사 후의 디저트로 사과를 두서너 조각 먹으면 하루의 피로를 풀 수 있다.

성장 발육을 촉진하는 다시마

다시마는 비타민, 미네랄, 식물 섬유가 풍부하고, 열량이 낮아서 몸이 좋아할 만큼 원기를 주는 식품이다. 말린 다시마에는 칼슘과 철이 많이 들어 있다. 특히 다시마의 칼슘은 소화 흡수가 잘되며, 요오드도 풍부하다.

주성분은 당질인데, 그 가운데 알긴산에는 혈중 콜레스테롤과 혈압을 내리는 작용이 있다. 또한 고지혈증과 동맥 경화를 방지하고, 장의 연동 운동을 촉진하여 노폐물 배설을 돕는다. 그러므로 요즘 들어 늘고 있는 대장암 예방에도 매우 효과적이다.

다시마는 해조류 가운데 요오드가 가장 많이 들어 있어 성장기에는 발육을 촉진하고 성인이 되어서는 기초 대사를 활발하게 해준다. 요오드가 부족하면 비만과 갑상선종을 불러일으켜 쉽게 피로해진다. 반면 너무 많으면 갑상선 장애를 일으키므로 갑상선에 이상이 있는 사람은 다시마의 지나친 섭취를 피해야 한다. 이 밖에 이뇨 작용과 여러 가지 부기를 내려 주며, 방광염에도 효과가 있다.

조리법
① 다시마는 물에 불려서 길이 7cm, 너비 1cm 크기로 잘라 리본 모양으로 묶는다.
② 멸치는 머리와 내장을 떼어 낸 뒤 반을 가르고, 땅콩은 껍질을 벗긴다.
③ 냄비에 간장, 물, 설탕을 넣고 ①, ②를 넣어 조린다. 다시마를 조리는 도중에 청주를 넣으면 비린내가 없어진다.

궤양 치료에 효과적인 양배추

　유럽에서는 양배추를 기원전부터 재배했고, 그리스 시대에는 약용으로, 로마 시대에는 건강식으로 식용했다.
　양배추는 단백질, 당질, 무기질, 비타민 A, B_1, B_2, C 등이 많이 함유되어 있고, 필수 아미노산의 일종인 리진이 들어 있어 영양 가치가 매우 높다.
　양배추의 특수한 성분은 비타민 U를 가지고 있다는 점이다. 비타민 U는 궤양의 발생을 방지하기 때문에 생즙을 먹으면 위궤양에 효과가 있다. 하지만 비타민 U는 열에 약하므로 궤양 치료에는 생주스가 효과적이고, 여기에 사과를 첨가하면 맛도 훨씬 좋아진다.
　이 밖에 전분 분해 효소인 아밀라아제도 들어 있다. 비타민 C의 함유량은 양배추 큰 잎 2~3장을 먹으면 하루 필요량을 거의 섭취할 수 있을 만큼 풍부하며, 특히 심 부근에 많이 함유되어 있다. 칼슘과 인의 비율도 좋고, 아스파라긴산과 글루타민산 같은 맛 성분도 풍부하다.
　양배추는 가열해도 조직이 잘 파괴되지 않는다. 그러므로 비타민이 약간 파괴되더라도 가열하여 먹으면 분량이 줄어들어 많이 섭취할 수 있다.

톳의 칼슘 함유량은 우유의 14배

톳은 해조류 가운데 칼슘이 가장 많이 함유된 식품으로, 우유의 14배나 되고, 체내 흡수율도 높아 칼슘 공급원이다.

일본 무사시노 여자 대학의 쿠리하라 후미오(栗原 文男) 박사 팀은 동물 실험 연구를 통해 해조류의 칼슘은 뼈에서 칼슘이 빠져나오는 것을 억제하고, 새로운 뼈의 형성을 돕는다는 사실을 증명했다. 그러므로 골다공증을 예방하는 요리로 적합하다.

또한 철분도 매우 풍부하여 시금치의 15배나 된다. 하지만 한 번에 섭취하는 양으로 비교하면 시금치와 거의 같은 양이다. 마그네슘, 아연, 구리 같은 미네랄도 풍부하여 빈혈이나 백발을 예방하는 데도 효과가 있다. 이 밖에 요오드도 함유하고 있어 칼륨과의 상승 효과로 혈압을 내린다.

톳은 장암, 고지혈증, 동맥 경화를 방지하며, 열량이 낮아 비만, 당뇨병, 심장병의 예방에도 꼭 필요한 식품이다. 강알칼리성 식품이기 때문에 아토피성 피부염의 개선에도 효과가 있다. 특히 톳과 당근을 함께 볶아서 먹으면 톳에 적게 함유된 카로틴을 당근으로 보충하는 균형 잡힌 음식이 된다.

비타민 C의 활동을 높이는 후추

후추는 향신료 가운데 가장 대표적인 것으로, 인도 남서부 말라바르 해안이 원산지다. 유럽에서는 오랜 옛날부터 향신료를 매우 귀하게 여겨 금과 마찬가지로 중시했고, 이를 구하러 다니던 시대도 있었다.

후추는 다년초 덩굴 식물인 후추나무의 열매로서, 검게 성숙하기 전의 열매를 건조한 것이 검은 후추다. 이것은 향과 매운맛이 강해 육류 요리에 적당하다.

반면 흰 후추는 성숙한 열매의 껍질을 제거한 것이다. 향과 매운맛이 검은 후추보다 부드러워 흰 살 생선이나 닭고기, 계란 요리, 크림소스에 잘 어울린다. 하지만 흰색이든 검은색이든 색깔과는 상관없이 후추 열매를 직접 갈아서 사용하면 향과 맛이 훨씬 좋아진다.

후추는 식품의 냄새를 없애거나 맛을 내는 역할 외에도 살균과 방부 효과가 있다. 또한 말초 신경의 활동을 도와 혈액 순환을 원활하게 하고, 땀을 내며, 소화 효소의 분비를 촉진하고, 체내에서 비타민 C의 활동을 높이는 작용도 한다.

식물 섬유의 보고, 콩비지

콩비지는 식물 섬유의 보고로, 두부를 만들 때 두유를 꽉 짜낸 뒤의 찌꺼기다. 두부를 직접 만들어 파는 두부 가게에서는 콩비지를 진열해 놓기도 한다.

콩비지는 식물 섬유의 부족으로 변비나 장암, 비만, 당뇨병, 고지혈증 같은 성인병이 늘고 있는 현대인의 식생활에 빼놓을 수 없는 식품이다. 식물 섬유의 하루 필요량은 20~25g으로, 대부분의 사람이 하루 필요량에 미치지 못하는 상태다.

칼슘 함유량은 우유와 비슷하고, 비타민 B_1도 풍부하다. 철, 마그네슘, 아연, 구리 같은 미네랄도 두부 못지 않게 들어 있다.

콩비지찌개 조리법
① 깨끗이 씻은 콩을 물에 담가 하룻밤 정도 불린 다음 손으로 비벼서 껍질을 벗긴다. 믹서에 넣고 물을 조금씩 부어 가며 되직하게 갈아 콩비지를 만든다.
② 돼지고기는 한입 크기로 얄팍하게 납작 썰고, 배추 잎은 끓는 물에 데쳐서 잘게 썬다.
③ 돼지고기와 데친 배추 잎을 양념한 뒤 냄비에 기름을 두르고 볶는다. 고기가 익으면 콩비지를 넣고 서서히 끓인다. 끓어오르면 소금으로 간을 맞추어 한 번 더 끓인다.
④ 파, 마늘 등을 다져서 양념장을 만든다.

위통과 여드름에 좋은 알로에

　알로에는 열대성 식물로 기원전 2,000년경부터 약용 식물로 쓰였고, 기원 후 1세기의 유럽 문헌에는 알로에가 설사를 일으켜 위를 정화하고, 출혈을 멎게 하는 효능이 있다고 기록되어 있다.
　알로에는 생약 성분이 강해 여러 질병과 증상에 효과적인 천연 특효약으로, 녹즙의 재료로도 널리 알려진 자연 건강식품이다. 간혹 알로에 알레르기를 일으키는 체질도 있는데, 알로에 생즙을 귀밑에 살짝 문질러 보아 자극성 통증이 있거나 약한 발진이 일어나면 알레르기 체질이므로 사용을 금해야 한다.
　알로에의 쓴맛 성분인 알로인은 위 기능을 높이고, 장을 자극하여 배변을 원활하게 해준다. 실제로 위통이 나거나 숙취를 해소할 때 알로에를 먹으면 효과를 볼 수 있다. 알로에 속의 젤리에는 쓴맛이 없으며, 알로에틴이라는 강력한 살균 작용과 소염 작용을 하는 성분을 함유하고 있어 베인 상처나 종기, 여드름, 가벼운 화상에 바르면 효과가 있다.
　알로에는 그대로 씹어 먹거나 생즙으로 내서 먹는 것이 가장 효과적이며, 꿀에 재워 먹거나 술을 담그거나 가루로 먹는 방법도 있다. 다치거나 화상을 입었을 때, 종기가 나거나 삐었을 때는 환부에 붙이거나 즙액을 발라 치료하기도 한다.

혈액의 노화를 방지하는 크레송

스테이크나 로스트비프에 곁들이는 야채로 빼놓을 수 없는 크레송은 14세기 무렵 프랑스에서 재배하기 시작했다. 우리나라에서는 강원도 습한 토양에서 자생하기도 하며, 잎과 줄기에 톡 쏘는 매운 맛이 있는 서양 냉이다.

칼슘, 인, 철분 등의 무기질이 많이 함유되어 있으며, 카로틴, 비타민 B_1, B_2, B_6, 엽산, 비타민 E도 들어 있다. 또한 비타민 C는 토마토의 3배나 되어 영양 면에서 매우 뛰어나다. 크레송의 독특한 매운맛은 질긴 고기를 연하게 해주고, 해독 작용을 한다.

크레송은 혈액의 노화를 방지하고, 강장, 소화, 해열 작용이 있다. 빈혈 예방에 좋으며, 요오드를 많이 함유하고 있어 갑상선과 모든 내분비선, 호르몬선 등에 도움이 된다.

조리법
- 스테이크나 로스트비프 등의 곁들이 야채로 먹는다.
- 샐러드로 만들어서 먹는다.
- 기름에 살짝 볶아도 맛있다.
- 끓는 물에 살짝 데쳐서 깨소금으로 무쳐 먹어도 좋다.
- 봄철 춘곤증과 겨울철 감기, 질병 감염 등에 저항력을 높이려면 크레송과 서양 민들레 싹, 산마늘 싹 등을 섞어 먹으면 도움이 된다.

초기 감기에 좋은 대파

중국 서부가 원산지인 파는, 중국에서는 가장 오래된 채소 가운데 하나다. 기원전부터 재배하여 약용과 식용으로 쓰고 있다. 서구에서는 양파가 주종이기 때문에 대파를 그다지 식용하지 않지만, 동양에서는 전골, 국, 양념 등에 꼭 들어가는 야채다.

파의 주성분은 가용성 탄수화물류가 많고, 파의 독특한 향의 성분으로 알려진 알리신은 비타민 B_1을 활성화하여 특정 병원균에 대해 강력한 살균 작용을 한다. 이와 함께 신경과 몸의 피로 회복에 도움을 준다.

파는 소화액 분비를 촉진하여 식욕을 돋우고, 혈액 순환을 원활하게 해주고, 이뇨, 건위, 발한 등에 효과가 있다. 특히 파의 자극성 성분은 초기 감기에 효과적이다.

민간요법
① 파를 잔뜩 썰어 그릇에 담는다.
② ①에 가다랑어포, 생강, 간장을 몇 방울 떨어뜨린 다음 뜨거운 물을 붓는다.
③ ②를 후후 불면서 천천히 마신 뒤 푹 자면 초기 감기는 해결할 수 있다.

식욕 증진과 독성을 중화시키는 생강

생강은 향신채로서 매우 중요하고, 식용과 의약 공업용으로 널리 이용되고 있다. 열대 아시아가 원산지이며, 한방에서는 신선한 뿌리줄기를 약으로 이용한다.

생강의 매운맛 성분은 진저론과 쇼가올로, 위를 튼튼하게 하고, 장 기능을 도우며, 땀을 내고, 식욕을 증진시킨다. 말초 혈관과 온몸의 혈액 순환을 원활하게 해주며, 아밀라아제와 프로테아제 같은 성분이 당질과 단백질의 소화를 도와 위장 기능을 높인다.

생강의 향 성분인 진저롤, 진기베롤, 진기베린은 식욕을 돋우는 동시에 어패류나 육류의 냄새를 없애고, 맛 성분을 끌어내므로 조리할 때 자주 쓰인다. 특히 진저론에는 살균 작용도 있어 생선회를 생강 간장에 찍어 먹으면 좋다.

생강즙은 건위 작용을 하며, 위점막을 자극하여 반사적으로 혈압을 높이고, 억균 작용을 한다. 생강은 여름에는 식욕 증진제나 식중독 방지용으로, 겨울에는 몸의 보온과 감기를 예방하는 식품으로 그 쓰임새가 다양하다.

정력을 좋게 하는 문어

문어는 오징어처럼 두족류에 속하며, 오징어의 다리가 10개인데 비해 문어는 8개다. 하지만 문어는 다리가 잘라져도 또다시 나온다. 보통 우리가 문어의 머리라고 알고 있는 것은 몸통으로, 안에는 내장이 있고 머리 부분에는 눈이 있다. 문어의 제철은 겨울이며, 봄부터 여름까지 산란한다.

문어는 지방, 단백질, 탄수화물, 비타민 B와 C 등 많은 무기질을 함유하고 있다. 특히 문어는 정력제로 알려져 있으며, 간 기능을 강화하고, 호흡 기능을 촉진하고, 관상 동맥의 혈액량을 급속히 늘리며, 혈압 강하 작용을 한다. 또한 피를 맑게 하고, 구토와 설사를 진정시키는 효과가 뛰어나며, 해독과 이뇨 작용도 있기 때문에 악취와 숙취를 예방한다.

하지만 알레르기성 체질이나 가스가 잘 차는 위장이 허약한 사람, 저혈압, 냉증 등이 있는 경우에는 피하는 것이 좋다.

문어찜 조리법
① 문어는 머리를 뒤집어 내장을 빼내고 눈을 떼 낸 다음, 문어 다리를 가지런히 펴놓고 굵은 소금으로 훑어 해감을 뺀다.
② 큰 냄비에 문어가 잠길 정도의 물을 부어 끓이다가 물이 끓으면 진간장을 넣어 갈색이 나도록 한다.
③ ②에 맛술과 문어를 넣어 약 10분 정도 삶는다.
④ 삶은 문어는 건져서 식히고, 방울 토마토와 파슬리로 장식한다.

오장을 이롭게 하는 순무

순무는 우리나라의 경우 김포, 강화 등의 일부 지방에서만 재배하고 있으며, 생식이나 김치용, 각종 요리에 이용하고 있다.

한방에서는 오장을 이롭게 하고, 몸을 가볍게 하며, 기를 늘려 준다고 한다. 특히 씨를 볶아 기름을 짜서 하루에 한 순가락씩 먹으면 눈이 밝아지고, 눈빛이 영롱해진다고 알려져 있다.

잎에는 칼슘, 카로틴, 비타민 C가 많이 들어 있다. 하지만 불용성 식물 섬유도 많이 들어 있어 선도가 떨어지면 질겨진다. 잎을 잘게 썰어 볶거나 된장국에 넣어 먹으면 좋다. 뿌리에는 트립토판과 리진이 많으며, 전분 분해 효소인 아밀라아제도 풍부하여 위장 기능을 돕는다.

순무의 단맛은 포도당, 과당이 주성분이기 때문에 매우 고급스러운 맛이 난다. 비타민 C의 함유량은 중간 크기의 순무 1개가 토마토 1개와 거의 같다. 순무를 얇게 썰어 소금을 살짝 뿌려 절인 다음 꽉 짜서 식초, 미림으로 무쳐 다시마 2장 사이에 넣으면 즉석 건강식이 된다. 이 밖에 순무 녹즙은 비타민과 칼슘이 풍부하고, 소화를 촉진시켜 주며, 기침을 멎게 하고, 가래도 삭게 한다.

순무 사과주스 만드는 법
① 순무는 흐르는 물에 깨끗이 씻은 뒤 크게 토막 낸다.
② 사과는 깨끗이 씻어 씨를 제거한 뒤 껍질째 여러 조각으로 썬다.
③ 깨끗이 씻은 시금치와 순무, 사과를 믹서에 넣고 간다.

간 기능을 강화시키는 요구르트

건강에 대한 관심이 높아지면서 요구르트의 생산량과 종류가 급증하고 있다. 요구르트는 크게 구분하면 마시는 유형, 단단한 유형, 과육이 들어간 부드러운 유형, 무가당의 플레인 요구르트 등으로 나뉜다.

요구르트의 영양 성분은 기본적으로는 우유와 비슷하지만, 칼슘 함유량은 우유보다 약간 많아 플레인 요구르트 1컵이면 칼슘의 하루 필요량 3분의 1을 섭취할 수 있다. 더욱이 유산균으로 발효시켰기 때문에 흡수율도 매우 높다.

요구르트는 단백질이 펩티드와 아미노산으로 분해되기 때문에 소화 흡수가 우유보다 2배나 빠르다. 펩티드에는 간 기능을 강화시키는 작용도 있다. 간혹 우유를 먹으면 배가 부글거리는 사람이 있는데, 요구르트는 유당의 일부가 유산균으로 분해되기 때문에 안심하고 먹을 수 있다.

요구르트를 집에서 만들어 먹는 법
① 신선한 우유를 뚜껑 있는 유리병에 담는다.
② 약국에서 판매하는 유산균 종균 파우더나 떠먹는 요구르트를 한두 스푼 가량 우유와 섞은 다음 병뚜껑을 닫는다.
③ 따뜻한 온돌방이나 밥통 등에서 40~42°C를 유지하거나 발효기를 이용한다. 5시간 후 꺼내어 요구르트 특유의 새콤한 냄새가 나면 냉장 보관한다.
④ 기호에 따라 과일을 섞어서 먹으면 맛도 좋고 변비에 더욱 효과적이다.

바다의 우유, 굴

굴은 '바다의 우유'라고 할 만큼 영양가가 높은 식품이다. 주성분은 단백질로 각종 필수 아미노산을 함유하고 있으며, 타우린도 풍부하다.

타우린은 고혈압성 혈관 장애에 효과적인 성분으로, 최근 들어 주목을 받고 있다. 또한 혈중 콜레스테롤을 억제하고, 고콜레스테롤 혈증을 개선하여 동맥 경화를 예방한다. 간 기능을 강화시키는 작용도 있어 기능성이 높은 성분이다. 보통 조개류는 콜레스테롤 함유량이 적은데 굴도 예외는 아니며, 타우린과의 상승 작용으로 콜레스테롤을 저하시킨다.

굴에는 당질이 많이 함유되어 있으며, 그 대부분이 곧바로 에너지로 전환되는 글리코겐이므로 순발력을 길러 준다.

비타민 B_1, B_2, B_6, B_{12}, 니아신 등 10여 종의 비타민을 함유하고 있고, 카로틴, 비타민 E, 엽산도 풍부하다. 미네랄도 약 16종을 함유하고 있다. 칼슘과 인의 비율은 1대 2여서 좋지 않지만, 칼슘의 흡수를 돕는 마그네슘과 철분의 흡수를 돕는 구리가 풍부하게 들어 있다. 또한 미각과 후각 장애를 방지하는 아연도 많이 함유되어 있다. 굴은 빈혈과 허약한 체질을 개선하는 데 효과적인 자양 식품이다.

관절의 통증을 완화시켜 주는 김

김은 고비타민, 고미네랄 식품이므로, 하루에 1장만 먹어도 영양 균형이 좋아진다. 특히 비타민 B_1, B_2, B_6, B_{12}, 니아신 같은 비타민 B군의 공급원으로 뛰어나고, 그 가운데 비타민 B_{12}는 최고의 함유량을 자랑한다. 비타민 B_{12}의 하루 필요량은 김 1장으로 충분히 섭취할 수 있다.

비타민 B_{12}는 항빈혈 인자로 밝혀져 철분과 함께 빈혈 치료에 중요한 성분이며, 김에는 이 2가지 성분이 매우 풍부하다. 이 밖에 비타민 B_{12}는 간장의 지방 침착(脂肪沈着)을 막는 작용과 근육이나 관절의 통증을 완화하고, 뇌의 노화 예방에도 중요한 비타민이다.

비타민 B_{12}는 장 속에서 합성되는 비타민이지만 스트레스가 많은 현대 사회에서는 합성 능력이 저하되는 사람이 많으며, 부족하면 컨디션이 나빠진다.

김초밥 조리법
① 생선묵은 간장, 설탕, 멸치 육수를 넣고 조려 놓는다.
② 맛살은 2등분으로 나누고, 초밥용 단무지를 준비해 둔다.
③ 오이는 김 길이로 6등분하여 씨 부분을 도려낸다.
④ 김은 살짝 구운 후 김발 위에 놓고 초밥을 3분의 2 정도 편 다음, 준비한 재료들을 놓고 돌돌 말아서 싼다.
⑤ ④를 8등분으로 썰어 담는다.

몸의 기능을 향상시켜 주는 청대 완두

완두는 꼬투리째 먹는 청대 완두, 유럽 완두, 스냅 완두가 있다. 스냅 완두는 그린피스의 작은 열매만 한 크기며, 청대는 연하고 단맛이 있어 꼬투리째 볶거나 조려서 먹는다.

청대 완두의 재배는 봄, 여름, 가을갈이가 있고, 온실 재배도 활발하여 사시사철 구할 수 있다. 또한 가격도 싸서 손쉽게 이용할 수 있다. 청대 완두는 비타민, 미네랄, 식물 섬유 섭취에 좋고, 몸의 기능을 도와주는 채소다.

비타민으로는 비타민 C의 함유량이 많아 가열해도 토마토의 1.7배나 된다. 보통 카로틴의 함유량이 100g에 600I.U 이상이면 녹황색 채소에 속하는데, 청대 완두는 카로틴 함유량이 630I.U다.

이 밖에 비타민 B_1과 B_2가 풍부하고, 비타민 B_6, E, K도 들어 있다. 칼슘과 인의 비율이 1대 1로 균형이 잡혀 있어 칼슘 섭취에도 효과적이며, 또한 아연과 구리도 골고루 들어 있다.

청대 완두는 풋내가 나지 않고 냉장고에서도 선도가 유지된다. 된장국이나 샐러드, 볶음, 조림, 수프 등에 활용하면 좋다.

술을 건강하게 마시기 위한 술안주

위스키나 브랜디처럼 도수가 높은 알코올을 마실 경우에는 지방과 단백질이 많은 식품을 섭취하여 위의 점막을 보호해야 한다. 이때 새끼 전갱이 치즈구이도 좋은 술안주로 손색이 없다.

새끼 전갱이의 배를 갈라 그 속에 치즈를 넣고, 샐러드 기름으로 구워 레몬즙을 듬뿍 뿌려서 먹는다. 이 경우 버터가 아니라 샐러드 기름을 이용하는 것이 포인트다. 특히 버터나 초콜릿은 고지방, 고열량이므로 지방간 예방을 위해서 피해야 한다. 새끼 전갱이 치즈구이는 양질의 단백질과 지방, 비타민 B군이 함유되어 있어 간 기능을 높인다.

정종과 와인의 경우 알코올 도수가 위스키나 브랜디의 절반도 되지 않으므로 굳이 지방이 많은 안주를 섭취할 필요가 없다. 신선한 어패류나 생선회, 초무침, 야채조림, 깨소금 나물무침, 참마 매실무침, 낫또, 두부 스테이크 등이 안주로 적당하다.

특히 전골과 정종의 궁합은 영양면에서 균형이 알맞다. 다만 뜨거운 것은 위벽을 자극하므로 천천히 먹고 천천히 마셔야 한다. 유자, 카보스, 레몬즙을 듬뿍 뿌린 배추와 푸성귀, 파 등의 야채를 많이 섭취하면 좋다. 이 경우 주의할 것은 요산 수치가 높은 사람은 전골 국물을 많이 먹는 것을 피해야 한다.

신경계를 조절하는 유채

　유채는 고비타민, 고미네랄 야채이며, 칼슘, 카로틴, 비타민 C가 매우 풍부하게 들어 있다. 칼슘 함유량은 시금치의 5배가 넘고, 생야채 가운데 최고로 많다. 인이 적게 들어 있고 칼슘의 흡수를 저해하는 자당도 미량이므로, 체내 흡수율이 좋아서 칼슘의 공급원이 된다. 비타민 C의 함유량은 시금치를 웃돈다.
　비타민 B_2, E, 니아신도 많이 들어 있고, 철도 풍부하다. 또한 철의 흡수를 돕는 구리도 함유하고 있다. 식물 섬유도 적당히 들어 있어 온몸의 신진대사를 활발하게 하여 저항력, 면역력을 향상시킨다. 이 밖에 칼슘과 비타민 C, B군의 상승 작용으로 신경계를 조절하고, 정신적인 스트레스도 물리친다.
　나물무침이나 볶음, 생주스 등 조리법을 다양하게 바꿔 가며 1주일에 4~5번 가량 지속적으로 먹으면 다양한 효능을 볼 수 있다.

고단백질 요리의 디저트로 좋은 파파야

　파파야는 열대 지방과 아열대 지방에서 재배되는 과일로, 열대 과일 특유의 향과 단맛이 있다. 파파야를 가로로 반 잘라 검은 씨를 제거하고, 레몬과 라임즙을 뿌리면 입에 스르르 녹는 단맛과 신맛이 어우러져 절묘한 맛이 난다.
　파파야에는 파파인이라는 단백질 분해 효소가 다량으로 함유되어 있다. 과육을 건조해도 파파인이 파괴되지 않으므로, 위장약에서부터 구충제, 육류의 연화, 맥주의 혼탁 제거에 이르기까지 다양하게 쓰인다.
　특히 스테이크나 튀김, 장어 요리 같은 고단백질 식품을 먹은 뒤에 디저트로 먹으면, 소화 흡수를 도와 위의 부담을 덜어 준다. 대신 위장이 약한 사람은 공복에 먹는 것은 피해야 한다. 비타민도 많이 들어 있고, 특히 비타민 C의 함유량은 귤의 1.5배나 되므로 큼직한 귤의 절반 크기만으로도 비타민 C의 하루 필요량을 섭취할 수 있다.
　파파야 과육의 진노란색은 카로티노이드 색소계로, 비타민 A와 같은 효력이 있다. 대만에서는 파파야와 우유를 믹서에 갈아서 만든 '파파야 밀크'를 여름에 즐겨 마신다. 파파야 밀크는 우유의 소화 흡수를 높이며, 비타민 C와 카로틴을 섭취할 수 있기 때문에 자칫하면 건강을 잃기 쉬운 여름철의 건강 음료로 매우 좋다.

에이즈 증상을 억제하는 마이다케버섯

마이다케는 일본 동북 지방과 홋카이도의 깊은 산 속에서 자생한다. 은행나무와 비슷한 모양을 한 것이 잔뜩 모여 그루를 형성하고 있는 모습이 마치 춤추고 있는 것처럼 보여 마이다케(우리말로 춤추는 버섯이란 뜻-옮긴이)란 이름이 붙여졌다. 육질이 담백하고 쫄깃쫄깃한 탄력이 있어 맛과 향이 뛰어난 고급 버섯이다.

고베 여자 약학 대학의 남바 히로아키(難波 宏彰) 교수는 약 30여 종의 버섯 성분의 항암 작용을 조사한 결과, 마이다케에 함유되어 있는 다당류가 면역 기능을 활성화하고 에이즈 환자의 증상을 억제한다고 발표했다.

마이다케버섯은 영양적으로 비타민 B_1, B_2, 니아신이 풍부하게 들어 있다. 비타민 B_1은 당질 대사를 원활하게 해주고 신경 기능을 조절하는 데 중요한 성분이다. 비타민 B_2와 니아신은 피부 질환을 방지해 주는 비타민으로, 충분히 섭취하면 곱고 매끄러운 살결을 가질 수 있다.

이 밖에 칼슘의 흡수를 돕는 비타민 D도 들어 있지만, 카로틴이 함유되어 있지 않으므로 당근이나 파드득나물, 유채 같은 카로틴이 풍부한 야채와 함께 먹는 것이 좋다.

성장기 어린이와 노인을 위한 영양식, 치즈

치즈는 우유의 단백질을 발효시켜 만든 것으로, 단백질과 지방이 각각 20~30% 가량 들어 있어 고열량 식품인 동시에 소화가 잘되는 영양 식품이다. 비타민 A와 B_2, B_{12}, 니아신 등이 많이 들어 있고, 칼슘, 인 등이 풍부하여 골다공증을 예방하고, 피부를 매끄럽게 유지해 준다. 또한 유산균이 들어 있어 장을 활성화시켜 준다.

치즈의 종류는 1,000가지가 넘으며, 유럽 각 지방에서는 나름대로 독자적인 맛을 지닌 치즈가 생산되고 있다. 치즈는 보통 내추럴 치즈와 프로세스 치즈로 크게 나뉘는데, 내추럴 치즈는 우유에 효소나 유산균을 발효하여 숙성시킨 것이고, 프로세스 치즈는 가열처리하여 보존성을 높인 것이다.

주성분을 보면, 단백질 함유량은 육류나 어류와 비슷하며, 간 기능을 강화시켜 주는 메티오닌이 풍부하게 들어 있다. 메티오닌은 알코올 분해를 원활하게 하여 지방간을 예방한다.

치즈는 포화 지방산이 많으므로 야채나 해조류와 함께 섭취해야 한다. 특히 감자와 치즈가 만나면 영양 면에서 거의 완벽한 식품이 된다. 그러므로 성장기의 어린이나 회복기 환자, 노인들의 영양식으로 매우 좋은 식품이다.

술안주로 치즈를 먹으면 위를 보호하여 숙취와 악취를 예방하는 효과가 있다. 하지만 다이어트를 할 때는 열량이 낮은 커티지 치즈를 먹는 것이 좋다.

조혈 작용을 도와주는 함박조개

함박조개는 산란 전인 겨울에서 봄까지가 제철이며, 신선한 것은 회나 초무침을 해서 날로 먹는다. 이 시기는 글리코겐의 함유량이 높아져 훨씬 맛있다.

함박조개의 영양적인 특징은 피를 만드는 미네랄인 철과 구리가 풍부하다는 점이다. 철분 함유량은 소 간의 3.3배, 닭 간의 1.4배, 돼지 간과는 거의 같다.

구리는 골수에서 헤모글로빈을 만들 때 철분 흡수를 촉진하거나, 장에서 철분 흡수를 돕는다. 철분 흡수를 돕는 비타민 B_6, B_{12}와 혈액 순환을 원활하게 해주는 비타민 E, 그리고 단백질도 풍부하므로 조혈 작용에 도움을 준다. 간을 좋아하지 않는 사람에게는 간 대신 철분을 섭취할 수 있는 식품이므로 빈혈 예방 효과도 볼 수 있다.

함박조개는 삶은 것을 그냥 썰어서 미역이나 야채와 같이 고추냉이 간장에 찍어 먹으면, 맛도 좋고 열량도 낮은 건강식품이 된다.

동맥 경화와 뇌출혈을 예방하는 귤

흔히 통칭해서 귤이라고 부르는 것은 온주 귤로, 중국 절강성에 있는 귤 산지 온주(溫州)의 이름을 따서 붙여졌다고 한다. 온실 재배 기술로 초여름에 첫 수확을 내지만, 맛있을 때는 역시 가을과 겨울이다. 약간 큼지막한 귤 2개면 비타민 C의 하루 필요량인 100mg을 대부분 섭취할 수 있다.

귤의 영양 성분 가운데 주목할 만한 점은, 비타민 C의 흡수 작용을 높이는 비타민 P의 효력이 있는 플라보노이드 화합물과 헤스페리진이 풍부하게 들어 있다는 것이다. 헤스페리진은 모세 혈관의 침투압을 조절하여 저항력을 길러 주고, 혈관이 파열되지 않도록 작용한다. 따라서 비타민 C와 P를 함께 섭취하면 혈관의 노화를 방지하고, 동맥 경화와 뇌출혈을 예방할 수 있다.

또한 귤에는 일반적으로 과일에 적게 함유된 비타민 B_1도 풍부하게 들어 있어 비타민 C, P와의 상승 작용으로 감기 예방과 추위에 대한 저항력을 길러 준다. 아침에 귤을 먹으면 그 즉시 에너지로 전환되므로 아침 식사 때 2개씩 먹어 두면 감기 예방에 도움이 된다. 하지만 하루에 6~7개 이상 먹으면 당분이 많아져 중성 지방이 늘어나 비만이 될 염려가 있으며, 몸을 차게 하여 부종과 신장 장애를 일으키므로 주의해야 한다.

변비와 소화를 돕는 토마토

   토마토는 육식에는 빼놓을 수 없는 채소로, 식생활이 서구화되어 육류와 치즈를 많이 섭취하게 되면서 자연스럽게 토마토의 소비량도 늘어나고 있다.

   토마토의 색을 보면 카로틴이 많은 녹황색 채소 같지만, 붉은 색은 카로티노이드계 색소인 리코펜이라는 성분으로 베타카로틴처럼 체내의 노폐 물질인 활성 산소를 억제하는 작용이 있다. 활성 산소가 체내에서 지나치게 증가하면 세포와 조직이 산화되어 노화가 진행된다. 토마토는 카로틴과 리코펜을 모두 함유한데다 면역 기능을 높이는 비타민 C도 풍부하여 효과가 크다.

   비타민 B_1과 B_2, 니아신은 미량이지만, 이들 비타민 B군이 육류와 어류의 아미노산, 지방의 소화를 돕는다. 또한 사과산과 구연산, 호박산, 주석산 같은 유기산도 대사를 촉진하고, 이들 신맛 성분이 고기 맛과도 잘 어우러진다. 토마토에 함유되어 있는 식물 섬유인 펙틴은 변비를 방지하고, 콜레스테롤을 저하시킨다.

   토마토는 주로 요리의 곁들임이나 샐러드, 수프, 스튜, 미트소스 등에 사용한다. 토마토 특유의 풋내는 비린내를 없애는 작용을 한다. 이러한 성질 때문에 스튜나 미트소스 등을 만들 때 고기와 함께 삶으면 비린내가 없어진다.

비타민 D를 생성하는 표고버섯

표고버섯은 옛부터 민간요법에 쓰여 왔다. 맛 성분인 구아닐산과 글루타민산이 풍부하고, 독특한 향은 함유 화합물인 렌티오닌 때문이다. 또한 비타민 D의 생성을 촉진하는 물질인 에르고스테린을 많이 함유하고 있어, 표고버섯을 먹고 자외선을 쬐면 체내에서 비타민 D가 생성된다. 비타민 D는 칼슘의 흡수를 도와주며 골밀도를 높인다.

특히 표고버섯에 풍부하게 들어 있는 다당류에는 몸의 방어 기능을 활성화시켜 암을 막아 주는 기능이 있다. 그 가운데 항암 작용이 높은 물질은 렌티난이다. 혈압을 내리고 혈중 콜레스테롤을 내리는 작용은 엘리타데닌이라는 성분 때문이지만, 비타민 B_1, B_2, 니아신 같은 비타민 B군과 칼륨, 식물 섬유 등이 풍부하게 들어 있어 혈압을 안정시키고, 중성 지방과 콜레스테롤을 저하시키며, 장 속의 노폐물 배설을 촉진하는 등 건강한 신체를 위해 다양한 효과를 발휘한다.

이 밖에 열량도 낮아서 비만과 당뇨병을 예방해 준다. 하지만 혈중 요산치가 높아 통풍기가 있는 사람은 과다 섭취하지 않도록 주의해야 한다.

저혈압으로 생긴 불쾌한 증상을 개선하는 법

고혈압으로 고생하는 사람도 많지만, 반대로 저혈압에서 오는 갖가지 증상들을 호소하는 사람도 매우 많다. 반면 '자신은 저혈압이기 때문에 아침에 일어나기 힘들고, 쉽게 피로해진다'고 믿는 사람들을 대상으로 실제 혈압을 재보면 최고가 110 정도인 경우가 많아 저혈압이 아닌 사람이 오히려 더 많다고 한다.

WHO에서 정한 정상 혈압은 최고 혈압 101~139mmHg, 최저 혈압 61~89mmHg의 범위 안이다. 최고 100mmHg 이하, 최저 60mmHg 이하를 저혈압이라고 하지만, 질병은 아니다.

혈압은 항상 바뀌며, 계절에 따라서도 달라진다. 일반적으로 더운 곳에서는 혈압이 5~10mmHg 정도 내려가는데, 저혈압인 사람은 몸이 좀 더 나른해진다.

저혈압으로 생긴 불쾌한 증상을 개선하는 법

- 3끼 식사는 꼭 챙기고 몸의 하루 리듬을 조절한다. 특히 아침 식사 때는 우유, 치즈, 계란, 낫또, 두부 같은 단백질 식품을 2종류 이상 먹는다.
- 먹는 즉시 에너지로 전환되는 제철 과일을 충분히 섭취하도록 한다.
- 비타민 B_1과 E가 풍부하게 들어 있는 참깨와 밀 배아를 매일 섭취하여 혈액 순환을 원활하게 하고, 신진대사를 촉진시켜 저혈압으로 인한 피로 증상을 개선한다.
- 자기 직전에는 음식을 먹지 않도록 한다.

뱃속을 부드럽게 해주는 무조림

무는 날것으로 먹거나 익혀서 먹거나, 썰어서 말리거나, 잎을 말려서 이용하는 등 한국인의 식생활과 매우 밀접하게 관련되어 있다.

무는 뿌리 부분에 소화 효소 아밀라아제와 비타민 C가 다량 함유되어 있다. 아밀라아제와 비타민 C는 열에 약하여 파괴되기 쉬우므로 날것으로 먹는 것이 좋으며, 식초는 아밀라아제의 활성을 저해하므로 함께 요리하지 않는다.

무의 잎에는 먹을 수 있는 부분 100g 가운데 칼슘 210mg, 비타민 B 0.13mg 등이 함유되어 있어 영양면에서 우수한 녹황색 채소다. 싱싱한 잎은 연하여 부드러우므로 잘게 썰어 참기름으로 볶고, 간장과 술로 맛을 낸 다음 깨소금을 뿌리면 영양이 풍부한 요리가 된다.

그 밖에 카탈라제와 지방, 단백질 분해 효소도 미량으로 들어 있다. 그러므로 오징어나 문어, 전복처럼 가열하면 육질이 질겨지는 식품에 무를 넣고 끓이면, 육질이 연해지고 무에도 맛 성분이 스며들어 음식이 훨씬 맛있게 조리된다.

목이 아프거나 기침이 나올 때는 무를 조그맣게 썰어 병에 넣고 꿀을 뿌려 하룻밤 재운 뒤 그 국물을 마시면 좋아진다.

뼈가 튼튼해지는 정어리

정어리에 식초와 우메보시를 넣고 조리하면 뼈가 연해져 맛있게 먹을 수 있다. 살만 먹으면 칼슘과 인의 비율이 약간 떨어지지만, 뼈까지 먹게 되면 3배가 넘는 칼슘을 섭취할 수 있어 골다공증 예방에도 도움이 된다.

뼈까지 맛있게 먹을 수 있는 정어리 우메보시조림은 술안주로도 뛰어난 요리다. 냉장고에서 2~3일 동안 보존이 가능하므로, 신선한 것을 구입했을 때 만들어 두면 좋다.

정어리 우메보시조림 조리법
① 정어리 새끼 12마리를 머리와 꼬리를 떼 내고 내장을 제거한 다음, 흐르는 물에 깨끗이 씻어 물기를 닦는다.
② 냄비에 생강 2~3조각을 썰어 넣고 ①의 생선을 차곡차곡 담은 뒤 식초 2분의 1컵, 물을 조금 넣고 뚜껑을 덮어 중불에서 끓인다. 끓어오르면 불을 약하게 줄이고 15분 가량 조려 국물을 없앤다.
③ ②에 술 5큰술, 미림 4큰술, 간장 약 2분의 1컵, 맛국물 3분의 2컵, 우메보시 4~5개를 넣어 뚜껑을 닫고 끓인다. 끓어오르면 불을 약하게 놓고 40분 정도 조린다. 중간에 조림 국물이 없어지면 술과 물을 약간 넣는다.

'백약의 으뜸'이 되게 하는 음주법

　세계 보건 기구(WHO)의 연구 보고서에서는, '적당한 음주가 건강에 좋다는 말은 거짓이다. 술이 백약의 으뜸이라는 것은 과학적 조사에 근거한 것이 아니라 단지 상매 목적을 위한 허울 좋은 말일 뿐이다. 알코올은 이 정도만 마시면 위험하지 않다는 그 안전량이 없다'고 발표했으며, WHO의 앰브래드 박사는 '건강을 위해서 적당한 음주를 권하는 것은 어처구니없는 일'이라고 경고했다.
　반면 하버드 대학 의학부의 C. 카말고 박사는 '적당한 음주는 백약의 으뜸'이라는 이 말을 통계적으로 증명하여 미국 심장학회에서 발표했다. 카말고 박사는 미국 각지의 남성 의사 2,271명을 대상으로 11년 동안 음주와 사망 원인의 관계를 조사했다.
　조사 결과에 의하면, 알코올 음료를 1주일에 2~4잔 마시는 '적당량 음주가'는 심장 발작이나 암을 포함한 모든 질병으로 인한 사망률이 전혀 마시지 않는 남성보다 20% 이상 낮고, 심장 질환의 경우에는 40%나 낮았다고 한다. 더욱이 1주일 동안 평균 6잔 마시는 남성이라도 아예 마시지 않는 남성보다 사망률이 낮았다.
　하지만 1주일에 평균 7잔, 즉 매일같이 1잔 이상 음주를 계속해 온 경우는 거꾸로 주량이 증가하면서 질병으로 인한 사망률이 급격히 높아졌다. 따라서 카말고 박사는 나이가 들수록 적정량의 알코올과 좋은 안주를 먹으면서 천천히 마신다면, 술이 '백약의 으뜸' 기능을 할 수도 있다고 주장했다.

스테로이드 호르몬을 생성하는 메캬베츠

　메캬베츠(양배추의 변종)의 원산지는 유럽이다. 메캬베츠는 같은 종류인 양배추보다 비타민 C와 B군, 카로틴, 철 등을 많이 함유하고 있는 영양 채소다.
　특히 비타민 C가 매우 풍부하게 들어 있으며, 함유량은 양배추의 3.4배나 된다. 보통 가열해서 먹는 메캬베츠는 가열한 뒤에도 비타민 C의 함유량이 겨울 야채 가운데 가장 많다. 비타민 C는 세포끼리 이어 주는 작용을 하는 콜라겐을 생성하거나 모세 혈관과 치아, 연골을 건강하게 유지해 준다. 철분 흡수와 스테로이드 호르몬 생성에도 매우 중요하다. 또한 추위와 더위에 몸이 잘 적응할 수 있도록 도와주는 성분이다.
　비타민 B_1과 B_2의 함유량도 야채치고는 많은 편이지만, 카로틴 함유량이 토마토처럼 적기 때문에 카로틴이 풍부한 야채를 같이 섭취하면 겨울철 건강 관리에 도움이 된다.

조리법
- 메캬베츠 겉잎을 1~2장 떼어 내고 뿌리 부분을 잘라 낸 다음, 열십자(+) 모양으로 잘라 끓는 물에 소금을 넣고 데친다.
- 기름을 약간 넣고 볶다가 물을 바특이 붓고, 소금을 넣어 끓여도 맛있다.
- 크림조림, 스튜, 육류의 곁들이용 야채로도 이용할 수 있다.

위장 장애를 극복하는 식사법

우리 주위에는 자신의 위장 상태를 늘 걱정하는 사람이 많이 있다. 공복에는 속이 쓰리다가도 뭔가를 먹으면 괜찮아지는 것은 위나 십이지장에 염증이 있는 경우가 흔하고, 이를 방치하면 궤양으로 발전하여 토혈과 하혈을 초래한다. 이와 달리 식후에 위통, 구토 등 속이 거북하거나 설사가 있으면 급성이나 만성 위염일 가능성이 있다.

급성 위염은 과음과 과식, 식중독, 약제, 스트레스 등으로 생긴다. 급성이면, 첫날은 끓인 물과 엽차, 사과즙 같은 수분을 섭취하고, 미음과 야채수프 같은 유동식을 2~3일 동안 먹어 위장을 안정시킨다.

미음과 야채수프는 너무 뜨거운 것은 피하고, 적당한 온도로 식혀서 천천히 먹는 것이 좋다. 속이 쓰리거나 쓴 물이 넘어오는 것은 기름진 음식과 단것을 지나치게 섭취한 것이 원인이다.

위장병을 예방하는 식사법
- '뱃속을 80%만 채우면 의사가 필요 없다'는 말이 있듯이, 과음과 과식을 피하고 규칙적인 식생활을 한다.
- 염분을 많이 섭취하는 지역에서 사는 사람의 경우, 특히 만성 위염인 사람이 많으므로 저염식을 한다.
- 설탕의 하루 섭취량은 50g을 넘지 않도록 한다.
- 공복일 때는 자극성이 강한 음식, 즉 커피나 도수가 높은 알코올 섭취를 삼간다.
- 지나치게 뜨거운 것과 차가운 것, 지방이 열화(劣化)된 식품은 피한다.

피부 탄력성을 높여 주는 연근

연근은 채식 요리는 물론 반찬으로도 빼놓을 수 없는 뿌리 채소로, 옛부터 민간요법으로도 널리 쓰여 왔다.

주성분은 당질이고, 전분과 무틴질인 점액질 때문에 씹는 맛이 독특하다. 무틴질은 소화를 도와 위장병을 방지하고, 피부의 탄력성을 높여 준다.

연근에는 비타민 C가 많이 함유되어 있어 무의 3.7배나 된다. 비타민 C는 보통 열에 약하지만, 연근은 전분질이 풍부해서 가열해도 잘 파괴되지 않기 때문에 남은 비타민 C의 함유량은 토마토의 1.8배나 된다. 이는 데친 유채보다 많은 함유량이다.

미네랄로는 칼륨과 구리가 많이 들어 있으며, 철분 함유량은 시금치보다 10% 가량 많다. 이 밖에 펙틴과 헤미셀룰로오스 같은 식물 섬유도 풍부하여 장의 연동 운동을 도와 배변을 원활하게 해준다.

민간요법
- 싱싱한 연근을 갈아서 짠 즙을 반 컵이나 1컵 가량 마시면 몸에 좋다.
- 폐에 습기를 주어서 가래를 제거하고, 기침을 멈추게 하며, 숙취를 해소한다.
- 야뇨증에는 그늘에서 말린 연잎과 감초를 달여 마시면 효과가 있다.

7가지 채소로 무병장수를 기원한다

　미나리, 냉이, 떡쑥, 별꽃, 광대나물, 순무, 무 등은 봄철 채소다. 일본에서는 1월 7일이 5대 명절 가운데 하나인 '인일(人日)'이어서, 봄철에 나는 7가지 채소를 먹는 풍습이 있다. 이 풍습의 기원은 나라 시대나 헤이안 시대 초기이며, 들에 갓 나온 어린 채소를 먹으며 봄이 온 것을 축하하고 무병장수를 기원했다.
　7가지 채소를 넣고 만든 죽을 먹는 풍습이 일반 사람들에게 퍼진 것은 에도 시대로, 명절 전날 밤이나 이른 아침에 냉이장수가 마을을 돌아다니면서 냉이를 팔았다고 한다. 냉이는 향과 단맛이 있어서 무치거나 된장국, 야채밥에 넣으면 맛이 좋다.
　녹황색 채소에는 비타민과 미네랄, 식물 섬유 등이 함유되어 있고, 순무와 무에는 전분 분해 효소도 들어 있어 온갖 병을 없애고 장수하게 해준다는 이야기는 이미 과학적으로도 증명되었다.
　7가지 채소는 연말연시에 과식으로 부담을 많이 준 위장을 진정시키고, 열량도 낮아서 비만과 당뇨병 예방에도 매우 좋은 식품이다. 앞에서 언급한 채소 대신 유채나 쑥갓, 파드득나물을 이용해도 좋다.

온몸의 활력을 높여 주는 과일의 왕, 망고

　망고의 원산지는 인도로, 기원전 2,000년경부터 재배되었다고 한다. 인도에서는 망고를 성스러운 과일로 여겨 신화에도 등장하고 있다.
　망고의 종류는 수없이 많으며, '과일의 왕'으로 불릴 만큼 입에서 사르르 녹는 과육과 새콤달콤한 맛이 어우러져 무척 맛있다. 하지만 품종에 따라 섬유질이 많고 아린맛이 강해서, 먹고 나면 입 언저리가 가렵고 염증이 생기는 경우도 있다.
　망고는 영양 면으로도 가히 왕이라 할 만큼, 열량도 많고 당질도 풍부하게 들어 있다. 당질은 자당, 과당, 포도당, 전분 등으로 구성되어 있고, 흡수가 빨라 먹는 즉시 활력을 느낄 수 있다. 또한 보통 과일에 적게 함유된 카로틴이 풍부하여 과일 가운데 가장 많이 들어 있으며, 호박의 2배나 된다.
　덜 익은 망고에는 비타민 C가 많이 들어 있다. 하지만 성숙하면 함유량이 10분의 1로 줄어드는데, 그래도 사과의 7배나 된다. 따라서 망고는 온몸의 저항력과 면역력, 활력을 높여 주는 뛰어난 과일이다.

먹어서 약이 되는 음식

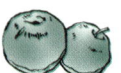
사과

장 기능을 원활하게 하여 급성 장염과 변비를 방지해 준다. 동맥 경화를 예방하고, 고혈압을 방지하며, 장 기능을 도와준다. 두뇌와 전신의 피로를 빠르게 풀어 주는 작용도 한다.

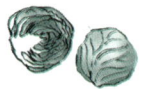
양배추

단백질, 당질, 무기질, 비타민 A, B_1, B_2, C 등이 많이 들어 있으며, 비타민 C의 함유량은 양배추 큰 잎 2~3장을 먹으면 하루 필요량을 거의 섭취할 수 있다. 양배추 생즙을 먹으면 위궤양 치료에 큰 도움이 된다.

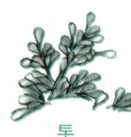
톳

해조류 가운데 칼슘이 가장 많이 함유된 식품으로 우유의 14배나 되고, 체내 흡수율도 매우 높다. 골다공증을 예방하기 위한 식품으로 적합하며, 철분도 시금치의 15배나 된다. 미네랄도 풍부하여 빈혈이나 백발을 예방하는 효과가 있으며, 혈압을 내리는 작용도 한다.

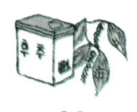
후추

검은 후추는 향과 매운맛이 강해 육류 요리에 적당하며, 흰 후추는 향과 매운맛이 검은 후추보다 부드러워 흰 살 생선이나 닭고기, 계란 요리, 크림소스에 잘 어울린다. 후추는 식품의 냄새를 없애거나 맛을 내는 역할 외에도 살균과 방부 효과가 있다.

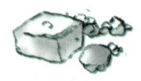
콩비지

성인병이 늘고 있는 현대인의 식생활에 빼놓을 수 없는 식물 섬유의 보고다. 칼슘 함유량도 우유와 거의 비슷하고, 비타민 B_1도 풍부하게 들어 있다. 철, 마그네슘, 아연, 구리 같은 미네랄도 두부 못지 않게 들어 있다.

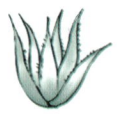
알로에

알로에의 쓴맛 성분은 위의 기능을 높이고, 장을 자극하여 배변을 원활하게 해준다. 위통이 나거나 숙취를 해소할 때 먹으면 좋다. 살균 작용과 소염 작용 성분도 함유하고 있어 베인 상처나 종기, 여드름, 가벼운 화상에 바르면 효과를 볼 수 있다.

크레송

잎과 줄기에 톡 쏘는 매운맛이 있는 서양 냉이. 혈액의 노화를 방지하고, 강장, 소화, 해열 작용이 있다. 빈혈 예방에 효과적이며, 갑상선과 내분비선, 호르몬선 등에 도움이 된다. 고기에 넣으면 맛을 부드럽게 해준다.

먹어서 약이 되는 음식

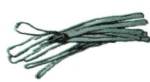
대파

파의 독특한 향으로 알려진 알리신은 강한 살균 작용을 하며, 신경과 몸의 피로 회복에 도움을 준다. 식욕을 돋우고, 혈액 순환을 원활하게 해주며, 이뇨, 건위, 발한 등에 효과가 있다. 특히 파의 자극성 성분은 초기 감기에 효과적이다.

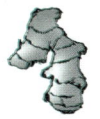
생강

생강의 매운맛 성분은 위를 튼튼하게 하고, 장 기능을 도우며, 땀을 내고, 식욕을 돋우며, 말초 혈관과 온몸의 혈액 순환을 원활하게 해준다. 여름에는 식욕 증진과 식중독을 방지하고, 겨울에는 몸의 보온과 감기를 예방한다.

문어

담즙 분비를 촉진하고, 혈중 콜레스테롤의 증가를 억제하는 작용이 있다. 간 기능을 높이고, 해독과 이뇨 작용도 있어 악취와 숙취 예방에 효과적이다. 술안주로 문어회나 문어 초무침을 먹으면 주독을 해소할 수 있고, 성인병 예방에도 좋다.

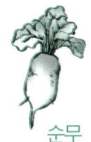
순무

씨를 볶아 기름을 짜서 하루에 한 숟가락씩 먹으면 눈이 밝아지고, 눈빛이 영롱해진다고 알려져 있다. 잎에는 칼슘, 카로틴, 비타민 C가 많이 들어 있으며, 뿌리에는 아밀라아제가 풍부하여 위장 기능을 돕는다.

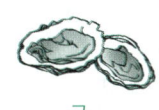
굴

동맥 경화를 예방하고, 간 기능을 강화시킨다. 10여 종의 비타민을 함유하고 있고, 카로틴과 엽산도 풍부하다. 빈혈과 허약한 체질을 개선하는 데 매우 효과적인 자양 식품이다.

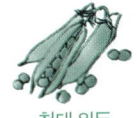
청대 완두

꼬투리째 먹는 청대 완두는 연하고 단맛이 있어 볶거나 조려서 먹는다. 비타민, 미네랄, 식물 섬유 등의 섭취에 좋고, 몸의 기능을 도와준다. 비타민 C의 함유량이 많으며, 가열해도 토마토의 1.7배나 된다. 칼슘 섭취에도 매우 효과적이다.

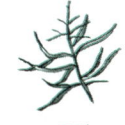
유채

고비타민, 고미네랄 야채. 칼슘, 카로틴, 비타민 C가 매우 풍부하게 들어 있다. 칼슘 함유량은 시금치의 5배가 넘고, 생야채 가운데 가장 많이 함유되어 있다. 온몸의 신진대사를 활발하게 하여 저항력과 면역력을 향상시키며, 신경계를 조절하고, 스트레스도 해소한다.

먹어서 약이 되는 음식

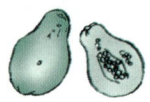
파파야

위장약, 구충제, 육류의 연화, 맥주의 혼탁 제거에 이르기까지 쓰임새가 매우 다양하다. 스테이크나 튀김, 장어 요리 같은 고단백질 식품을 먹은 뒤 디저트로 제격이며, 소화 흡수를 도와 위의 부담을 덜어 준다. 비타민 C도 많이 들어 있어 귤의 1.5배나 된다.

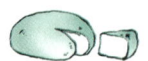
치즈

우유의 영양을 압축시킨 영양 식품. 유산균이 들어 있어 장을 활성화시켜 준다. 단백질 함유량은 육류나 어류와 비슷하며, 간 기능을 강화시켜 지방간을 예방하는 효과도 있다. 골다공증을 예방하고, 피부를 매끄럽게 유지해 준다.

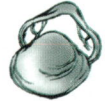
함박조개

피를 만드는 철과 구리가 풍부하게 들어 있어 조혈 작용에 도움이 되며, 혈액 순환을 원활하게 해준다. 간을 좋아하지 않는 사람이 철분을 쉽게 섭취할 수 있는 식품으로, 빈혈 예방에도 도움이 된다.

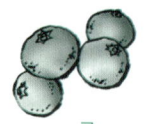
귤

감기 예방과 추위에 대한 저항력을 길러 주고, 혈관의 노화를 방지하고, 동맥 경화와 뇌출혈을 예방한다. 과다 섭취하면 비만과 중성 지방이 늘어날 염려가 있으며, 몸을 차게 하여 부종과 신장 장애를 일으킨다.

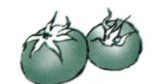
토마토

활성 산소를 억제하며, 면역 기능을 높이는 비타민 C가 풍부하게 함유되어 있다. 변비를 방지하고, 콜레스테롤을 저하시키며, 소화를 돕는다. 토마토 특유의 풋내는 비린내를 없애 주어 고기와 함께 삶으면 비린내가 없어진다.

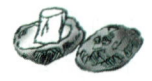
표고버섯

몸의 방어 기능을 활성화시켜 암을 예방하며, 혈중 콜레스테롤 수치를 떨어뜨린다. 장 속의 노폐물 배설을 촉진하고, 열량도 낮아 비만과 당뇨병을 예방해 준다.

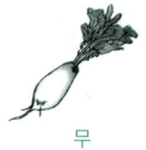
무

날것으로 먹거나 익혀서 먹는 등 다양하게 요리할 수 있으며, 뿌리 부분에는 소화 효소인 아밀라아제와 비타민 C가 다량 함유되어 있다. 잎은 영양가가 풍부한 녹황색 채소이며, 뱃속이 거북할 때는 무를 조려서 먹으면 좋다.

먹어서 약이 되는 음식

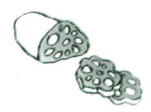
연근

위장병을 방지하고, 피부의 탄력성을 높여 준다. 가래를 제거하고, 기침을 멈추게 하며, 숙취 해소에도 좋다. 식물 섬유도 풍부하여 배변을 원활히 해준다. 야뇨증에는 그늘에서 말린 연잎과 감초를 달여 마시면 좋다.

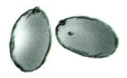
망고

입에서 사르르 녹는 과육과 새콤달콤한 맛이 어우러져 무척 맛있다. 열량도 많고, 당질도 풍부하게 들어 있다. 온몸의 저항력과 면역력, 활력을 높여 주는, 맛과 영양이 풍부한 과일이다.

부 록

알아두면 도움이 되는 각종 영양소에 대한 상식

{비타민}

{미네랄}

{기타 영양소}

{비타민}

▢ 비타민 A(카로틴)

지용성. 비타민 A는 동물에만 존재하고, 카로틴은 동식물 모두에 함유되어 있다. 피부와 점막, 눈의 망막을 건강하게 유지하고, 시력을 좋아지게 한다. 면역력을 높여 세균과 바이러스로부터 몸을 보호하여 감기를 예방한다. 항암 작용도 있다.

▢ 비타민 D

지용성. 자외선을 쬐면 피부에서 생성된다. 칼슘과 인의 작용을 도와주므로 정상적인 뼈의 성장에 꼭 필요한 성분이다. 어릴 때 부족하면 곱사병을 유발하고, 어른은 골연화증이나 골다공증을 초래한다.

▢ 비타민 E

지용성. 항산화 작용이 있어 과산화지질과 활성 산소의 생성을 억제하여 노화나 암, 동맥 경화를 방지하고, 말초 혈관의 혈액 순환을 원활하게 하여 냉증을 예방한다. 또한 생식 기능을 정상적으로 유지한다.

▢ 비타민 K(K_1, K_2)

지용성. 혈액의 응고 작용을 조절한다. 부족하면 출혈이 자주 나거나 멈추지 않는 증상이 있다. 성인의 경우 필요량의 절반이 장 속에서 합성되므로 부족한 경우는 거의 없다. 하지만 알코올을 다량 섭취하거나 설사를 하는 사람, 고령인 사람은 합성 능력의 저하로 부족할 수도 있다.

☐ **비타민 B₁**
수용성. 체내의 저장량이 적으므로 식생활을 통해 날마다 보충해 주는 것이 건강 유지에 중요하다. 탄수화물 대사에 관여하고, 부족하면 각기병, 피로, 권태감, 집중력의 결여, 식욕 부진, 초조감 등을 불러일으킨다. 또한 다발성 신경염과 부종, 심장 비대증을 일으킨다.

☐ **비타민 B₂**
수용성. 아미노산, 지질, 탄수화물 대사에 필요하다. 피부와 점막을 건강하게 유지해 주고, 과산화지질의 생성을 억제하여 동맥 경화를 예방한다. 부족하면 피부염, 구내염, 구각염, 설염, 각막염을 일으키고, 쉽게 피로해진다.

☐ **니아신(니코틴산+니코틴아미드)**
수용성. 피부와 점막을 건강하게 유지해 주고, 소화기 기능을 높이며, 혈액 순환을 원활하게 해준다. 부족하면 피부가 꺼칠해지는 펠라그라증, 구설염, 피부염, 위장병, 신경증이 생긴다. 알코올을 다량 섭취하는 사람에게 많이 필요하다.

☐ **비타민 B₆**
수용성. 피부의 저항력과 알레르기에 대한 면역력을 높이고 노화를 예방한다. 부족하면 피부염, 부종, 불면증, 초조감, 손발 저림을 초래하고, 근력과 간 기능의 저하가 나타난다. 장 속에서 합성되므로 부족 현상이 잘 일어나지는 않지만, 스트레스나 설사, 위장 장애로 인해 부족해지는 경우도 있다.

□ **비타민 B_{12}**
수용성. 항빈혈 성분의 하나로 엽산과 함께 정상적인 적혈구를 생성한다. 결핍증은 악성 빈혈, 신경통, 근육통, 중추 신경 장애, DNA 합성의 이상을 초래한다. 장 속에서 합성되어 부족하지는 않지만, 스트레스가 많은 현대인은 식생활을 통하여 많이 섭취해야 한다.

□ **엽산**
수용성. 비타민 B_{12}와 함께 적혈구를 생성하는 항빈혈성 비타민. 출혈성 질병에 대한 저항력을 강화하며, 임산부나 수유 중일 때 충분히 섭취해 주면 건강 증진에 좋다. 술을 마시는 사람은 엽산을 함유한 식품을 충분히 섭취하는 것이 좋다.

□ **판토텐산(비타민 B_5)**
수용성. 지질 대사에 필요하고, 탄수화물과 단백질 대사에도 관계한다. 장 속의 세균에 의해 합성되므로 결핍증은 잘 일어나지 않는다. 부족하면 손발에 격렬한 통증이 일어나고, 현기증, 두통, 손 마비, 성장 정지, 부신 장애를 초래한다. 스트레스와 피로를 방지하며, 매끄러운 피부를 유지하는 데도 중요한 비타민이다.

□ **비오틴(비타민 H)**
수용성. 피부를 정상적으로 유지시키고 백발과 탈모증을 예방한다. 장에서 합성되므로 비오틴 결핍증은 거의 나타나지 않지만, 항생 물질을 장기간 복용하는 사람은 충분한 섭취가 필요하다. 맥주 효모와 간, 계란 노른자, 콩에 많이 함유되어 있다.

▢ **비타민 C**
수용성. 면역력을 높여 갖가지 스트레스에 대한 저항력을 강화해 준다. 콜라겐의 생성, 모세 혈관, 치아, 연골, 결합 조직을 건강하게 유지시킨다. 또한 철분의 흡수를 돕고, 미백 피부 유지와 콜레스테롤 대사에도 중요하다. 동맥 경화, 노화, 암, 감기, 피로를 예방한다. 고혈압과 당뇨병 환자, 스트레스가 많은 사람, 애연가, 운동 선수는 충분히 섭취해야 한다.

▢ **비타민 P**
비타민과 같은 작용을 하는 물질. 단독 물질이 아니라 루틴, 플라보노이드류를 합친 '플라보노이드 화합물'을 총칭하고 있다. 고혈압으로 인한 모세 혈관의 파열을 방지한다. 비타민 C를 P와 함께 섭취하면 흡수와 생리 작용이 훨씬 활발해진다. 비타민 P가 부족하면 출혈이 쉽게 나거나 멍이 잘 든다.

{미네랄}

▢ **칼슘**
성인의 체내에는 칼슘이 약 1kg 가량 함유되어 있어서 뼈와 치아 등의 경조직을 만든다. 세포의 정보 전달에도 관계하는 중요한 영양소다. 심근의 수축 작용을 늘리고, 근육의 흥분성을 억제하여 자극에 대한 신경의 민감성을 가라앉힌다. 부족하면 성장 장애가 일어나고, 뼈와 치아가 약해진다. 또한 신경이 예민해져 초조해지거나 신경 불안을 초래한다. 비타민 D를 함께 섭취하면 칼슘의 흡수와 이용률이 높아진다.

□ 인

칼슘과 함께 뼈와 치아를 만들고, 튼튼하게 유지시키는 작용을 한다. 근육, 뇌, 신경, 간, 폐, 그 밖의 모든 조직에 함유되어 당질 대사를 원활하게 한다. 인은 일반 식품에 충분히 들어 있어 결핍되는 일은 없다. 오히려 지나치게 섭취하면 칼슘의 흡수를 방해한다. 칼슘과 인의 비율은 1대 1이 바람직하다.

□ 철

성인의 체내에는 약 3g이 함유되어 있어 적혈구의 헤모글로빈, 근육의 미오글로빈을 생성한다. 결핍되면 빈혈이 일어나고, 쉽게 피로해지며, 질병에 대한 저항력이 약해진다. 여성은 생리불순을 초래한다. 또한 안색이 창백해지고 새치나 탈모가 늘어난다. 집중력과 사고력이 저하되고, 추위에 약해 손과 발이 차가워진다.

□ 나트륨

성인의 체내에는 약 100g이 함유되어 있는데, 그 가운데 3분의 1은 뼈에, 나머지는 체액 속에 들어 있다. 근육과 신경의 흥분성을 줄이고, 체액을 알칼리성으로 유지한다. 결핍되는 경우가 거의 없지만, 부족하면 권태감, 현기증, 실신을 일으키고 일사병과 열병을 초래한다. 염분 감량을 지나치게 하면 소화액과 위산 분비가 감소하여 식욕이 떨어진다. 반대로 지나치게 섭취하면 고혈압, 동맥 경화, 심장병, 위장병, 부종을 일으킨다.

□ 칼륨

성인의 체내에는 약 200g이 함유되어 있고, 나트륨과 함께 세포액의 침투압을 조절한다. 나트륨의 배설을 촉진하고, 심장과 근육 기능을 조절한다. 부족하면 근력이 저하되어 근무력증과 마비 증세가 온다. 장폐색증과 방광의 마비를 일으키거나, 지각력이 둔해지고, 반사 작용을 저하시킨다.

□ 요오드

성인의 체내에 약 25mg이 함유되어 있고, 갑상선 호르몬의 성분이다. 성장 촉진에 필요하고, 성인의 기초 대사를 원활하게 해준다. 결핍되면 갑상선 비대증을 일으키고, 뚱뚱해지며, 쉽게 피로해진다. 성장기에는 신진대사가 완만해져 발육이 멈춘다. 하지만 과다 섭취하면 바제도병이 생길 수 있다.

□ 마그네슘

성인의 체내에는 약 30g이 함유되어 있고, 그 가운데 70%는 뼈에 들어 있다. 근육, 뇌, 신경에도 존재한다. 자극으로 인한 근육의 흥분성을 높이거나 가라앉히는 모두 작용을 한다. 부족하면 금세 흥분하거나 초조해지고, 화도 잘 낸다. 뼈를 건강하게 유지하려면 마그네슘과 칼슘을 1대 2의 비율로 섭취하는 것이 바람직하다. 마그네슘만 너무 많이 섭취하면 칼슘 흡수율이 떨어진다.

□ 망간

성인의 체내에는 약 200mg이 함유되어 있고, 그 가운데 간장, 췌장, 모발에 특히 많이 들어 있다. 뼈와 간 기능을 활성화시킨다. 뼈 생성을 촉진해 주는 미네랄이며, 필수 영양소다. 부족하면 뼈의 발육을 저하시키고, 생식 능력과 기억력 저하를 초래하고, 쉽게 피로해지며, 정력도 떨어진다. 운동 기능이 저하되기도 한다. 콩류와 육류에 많이 들어 있다.

□ 구리

성인의 체내에는 약 100mg이 함유되어 있고, 근육과 뼈, 간장에 특히 많이 들어 있다. 골수에서 헤모글로빈을 생성할 때 철의 흡수를 돕는 중요한 성분으로, 장에서 철의 흡수를 돕는 항빈혈 성분의 하나다. 부족하면 빈혈과 골절이 일어나기 쉽고, 뼈의 변형을 초래한다. 철과 함께 백발을 예방하는 중요한 미네랄이다.

□ 아연

성인의 체내에는 약 2g이 함유되어 있고, 피부, 초자체, 전립선, 간장, 신장에 많이 들어 있다. 단백질과 탄수화물 대사에 관계하고, 성호르몬을 비롯한 각종 호르몬을 활성화해 준다. 부족하면 성장기에는 발육 부전이 되기 쉽고, 피부 장애와 미각 장애를 초래하며, 뇌 기능을 저하시킨다. 스태미나 강화에도 중요한 미네랄이다.

□ 셀렌

췌장 효소의 구성 원소. 위나 하수체, 간장에 많이 함유되어 있다. 비타민 E의 생리 작용과 비슷한 기능이 있고, 항산화 작용이 강하여 노화의 진행을 억제하고, 심근 경색과 뇌졸중을 예방하며, 발암을 억제해 준다. 갱년기 장애와 혈액 순환 장애 증상을 개선한다. 부족하면 발육과 생식에 나쁜 영향을 미친다.

{기타 영양소}

▫ 포화 지방산

포화 지방산은 주로 동물성 식품에 많이 들어 있고, 식물성 식품으로는 야자유와 팜유에 많이 함유되어 있다. 포화 지방산은 실온에서는 주로 응고 상태로 존재한다. 몸의 중요한 구성 성분으로 뇌와 신경계, 호르몬 등의 원료이며, 효율 좋은 에너지원이다. 다만 지나치게 섭취하면 피하 지방이 늘어나 비만이 되며, 혈중 콜레스테롤 같은 지방의 농도를 높여 고지혈증과 동맥 경화를 일으킨다. 포화 지방산이 많이 함유된 식품을 지나치게 섭취하면 성인병의 원인이 된다.

▫ 불포화 지방산

생선 기름이나 식물성 식품에 많이 함유되어 있고, 그 가운데 EPA와 DHA는 양질의 불포화 지방산이다. 혈전을 방지하고 혈액 순환을 원활하게 해주는 작용이 있지만, 산화되기 쉬우므로 선도에 주의해야 한다. 불포화 지방산 가운데 리놀산과 알파 리놀렌산, 아라키든산은 음식에서 섭취해야만 한다. 중요한 생리 작용을 하고 있어 필수 지방산이라고 하며, 최근 연구에 따르면 알파 리놀렌산이 동맥 경화와 심근 경색을 예방해 주는 것으로 밝혀졌다.

□ EPA (에이코사펜타엔산)

불포화 지방산의 하나로, 혈소판을 응집하는 물질 생성을 억제하여 혈전을 방지한다. 고지혈증, 뇌경색, 심근 경색, 동맥 경화를 예방하고 개선한다. 그러나 산화되기 쉬우므로 신선한 등 푸른 생선과 붉은 살 생선을 섭취하도록 한다. 비타민 E를 함께 섭취하면 산화를 억제할 수 있다.

□ DHA (도코사헥사엔산)

EPA와 마찬가지로 불포화 지방산이다. 혈액 순환을 원활하게 하여 혈전을 방지하는 작용이 있다. 뇌에 많이 함유되어 있고, 뇌 속에 있는 DHA 함유량이 감소하면 뇌 기능이 저하된다. 그러므로 DHA가 많이 함유된 식품을 섭취하면 기억력과 학습 능력이 향상되고, 건망증과 치매 방지에도 효과적이다. 특히 다랑어의 눈 주위에 있는 지방은 DHA의 보고이며, 빨리 산화되므로 신선한 것을 골라야 한다.

□ 콜레스테롤

콜레스테롤은 동물성 지방 속에 함유되어 있으며, 혈액 속에도 많이 들어 있다. 콜레스테롤의 중요한 역할은, 우선 세포막을 생성하는 성분의 하나로 혈액에 부족하면 세포막 형성이 잘되지 않는다. 지방 소화에 필요한 담즙산을 만든다. 이 밖에 남성 호르몬, 여성 호르몬, 부신 피질 호르몬 같은 작용에도 중요하다. 하지만 혈액 속에서 지나치게 증가하면 혈액이 끈적거리는 점액질로 되어 고지혈증, 동맥 경화, 심근 경색 같은 성인병을 촉진하고, 돌연사의 원인이 되기도 한다. 고콜레스테롤 혈증인 사람은 콜레스테롤과 동물성 지방이 많이 함유된 식품을 피해야 한다. 식물 섬유가 많이 함유된 식품을 함께 섭취하면 콜레스테롤의 흡수를 억제한다.

□ 식물 섬유(다이어테리 파이버)

식물 섬유는 인간의 소화 효소로는 소화할 수 없는 성분이다. 혈액을 깨끗하게 유지해 주고, 혈압을 조절하며, 혈관의 노화를 억제한다. 피하 지방과 내장 지방이 늘어나지 않도록 날마다 식물 섬유를 적당하게 섭취해야 한다. 식물 섬유는 수용성과 불용성으로 나누어지며, 2가지 모두 필요하다.

□ 폴리페놀

식물이 생성해 내는 유기 화합물의 총칭. 안토시아닌, 카테킨, 탄닌, 플라보놀, 켈세틴, 레스베라트롤 등 10가지가 넘는다. 폴리페놀에는 강력한 항산화 작용이 있다고 알려져 최근 들어 주목 받고 있다. 폴리페놀은 LDL(저밀도 지단백질)의 산화를 방지하여 동맥 경화와 심장병을 예방한다. 카테킨류에는 발암 위험성을 줄이는 효과도 있다. 적포도주와 색이 짙은 과일, 자색 고구마, 콩류에 많이 함유되어 있다.

먹어서 약이 되는 음식 153선

초판 1쇄 발행 | 2002년 4월 20일
초판 4쇄 발행 | 2005년 7월 5일

지은이 | 이이즈카 리스코
옮긴이 | 김숙이
펴낸이 | 양동현

펴낸곳 | 도서출판 아카데미북
출판등록 | 제 13-493호
주소 | 서울시 성북구 동소문동 4가 124-2
대표전화 | 02)927-2345 팩시밀리 | 02)927-3199

ISBN 89-87567-90-7 13570

파본은 바꾸어 드립니다.

KUSURI NI NARU TABEMONO TABEKATA
By Ritsuko Iizuka
Copyright ⓒ2000 By Ritsuko Iizuka
Original Japanese edition published by Kodansha. Ltd.
Korean translation rights ⓒ2002 by Academy book Co.
Korean translation rights arranged with Kodansha, Tokyo
through SUN AGENCY, Seoul, Korea

본 저작물의 한국어판 저작권은 선 에이전시를 통한
고단샤와의 독점 계약으로 한국어 판권을 아카데미북이 소유합니다.
저작권법에 의하여 한국 내에서 보호를 받는 저작물이므로
무단 전재와 무단 복제를 금합니다.

www.academy-book.co.kr